Ohm

Der kleine Anti-Angst-Coach

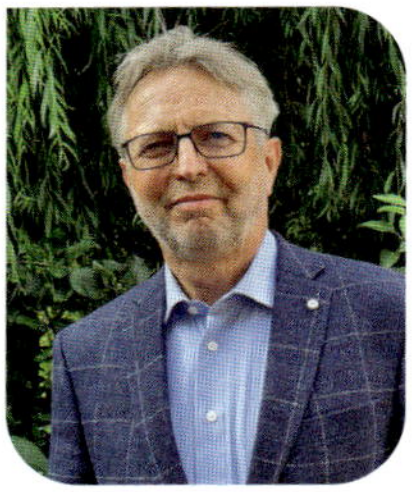

Dr. Dietmar Ohm, Dipl.-Psychologe und Psychologischer Psychotherapeut, arbeitet in eigener Praxis in Lübeck und ist als Dozent und Supervisor der Akademie für Medizinische Fortbildung der Ärztekammer Schleswig-Holstein sowie weiterer Ausbildungsinstitute tätig. Seine Tätigkeitsfelder umfassen neben Psychotherapie und psychologischer Schmerzbewältigung auch Gesundheitspsychologie und Entspannungsverfahren. Dr. Ohm war langjähriger Vorsitzender der Deutschen Gesellschaft für Entspannungsverfahren (DG-E) und ist Mitglied wissenschaftlicher Kommissionen der DG-E.

Dank

An dieser Stelle möchte ich meiner Tochter Luna Lynn China herzlichen Dank aussprechen. Sie hat meine Arbeit durch wertvolle Anregungen unterstützt.
Bedanken möchte ich mich auch bei Frau Celestina Filbrandt, Executive Editor beim TRIAS Verlag, die den Anstoß dafür gab, dieses Buch in dieser Reihe zu verfassen. Mein Dank gilt auch »meiner« Lektorin Frau Julia Jochim, die die Erstellung dieses Buches durch ihre kompetente, angenehme und unkomplizierte Art sehr gefördert hat.

Dr. Dipl.-Psych. Dietmar Ohm

Der kleine Anti-Angst-Coach

Die besten Strategien gegen Angststörungen und Panikattacken

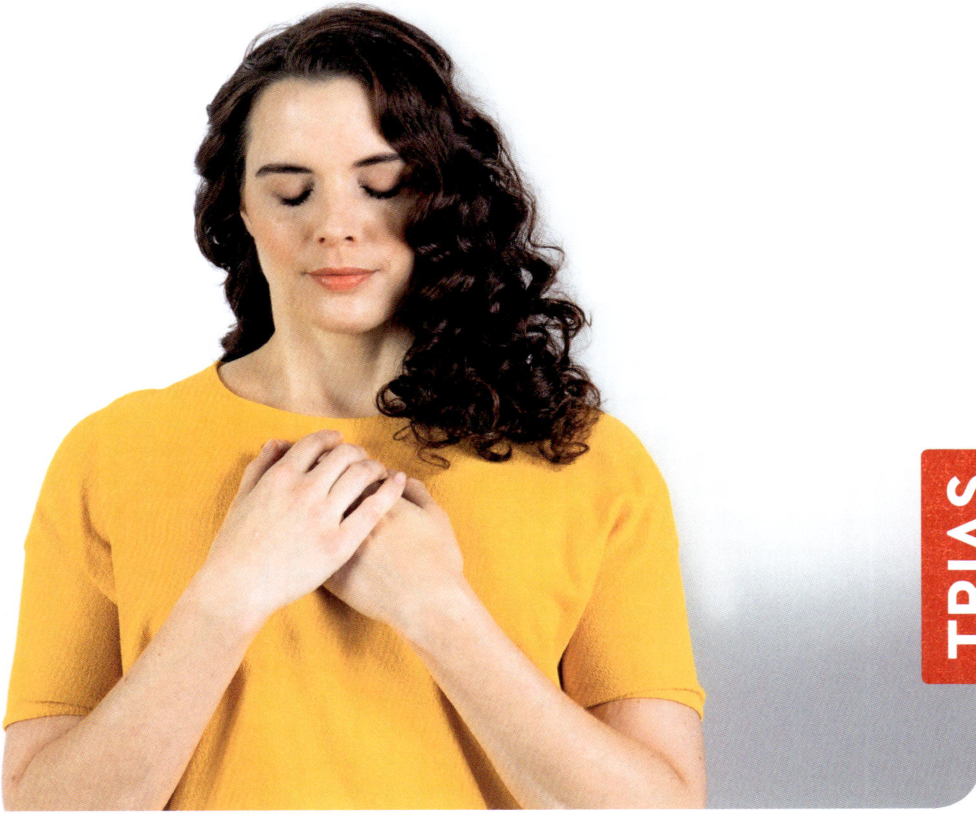

TRIAS

Arbeitsblätter

Angst, lass nach!

»Wenn ich höre und sehe, was in der Welt los ist, wird mir angst und bange!« Solche Sätze sind heute immer häufiger zu hören. Kein Wunder, die seit Jahren anhaltende Pandemie, deren Ende nicht absehbar ist, schränkt nicht nur unser aller Leben ein, sondern sie stellt auch eine gesundheitliche Bedrohung bis hin zum Tod dar. Als wäre das nicht schon belastend genug, kommen die schlimmsten kriegerischen Auseinandersetzung seit Ende des Zweiten Weltkriegs in Europa hinzu. In dieser Situation haben viele Ängste eine reale Basis.

Angst hat prinzipiell eine wichtige Schutzfunktion und dient sowohl bei Menschen als auch bei Tieren der Abwehr oder Vermeidung von Gefahren. Allerdings kommt es auf das rechte Maß und auf einen konstruktiven Umgang mit Ängsten an. Denn besonders wenn Ängste von Dingen ausgelöst werden, die, wie die Pandemie oder ein Krieg, nicht einfach verschwinden, kann eine dauerhafte Angst zu einer großen Beeinträchtigung werden. Auch können bereits bestehende Ängste durch äußere Bedrohungen verstärkt werden und sich zu behandlungsbedürftigen Angststörungen entwickeln. Diese können sich, wenn sie unbehandelt bleiben, verschlimmern und sich auf immer weitere Lebensbereiche ausdehnen.

Es können jedoch nicht nur äußere Bedrohungen zu Ängsten führen, sondern oft sind diese auch »hausgemacht«. Diese Erkenntnis mag zunächst überraschend sein. Aber sie eröffnet effektive Möglichkeiten des Selbst-Coachings und einer konstruktiven Bewältigung durch Einstellungs- und Verhaltensänderungen – je eher, desto besser.

Der kleine Anti-Angst-Coach zeigt Ihnen Wege zur Angstbewältigung auf. Zunächst werden wir das Phänomen Angst näher beleuchten und die Frage beantworten, wie wir Ängste frühzeitig erkennen und einordnen können. Außerdem geht es um die Frage, wann es sich um realistische Ängste und wann um eine behandlungsbedürftige Angststörung handelt. Welche Arten von Angststörungen es gibt, welche Ursachen bekannt sind und warum Vermeidungsverhalten ein Problem ist, wird ebenfalls geklärt. Ergebnisse der aktuellen Hirnforschung geben dabei wichtige Einblicke in das Phänomen Angst.

Für eine konstruktive Bewältigung von Ängsten steht eine Reihe wissenschaftlich überprüfter Vorgehensweisen zur Verfügung: Ansätze wie die Systematische Desensibilisierung, Expositionstraining, Achtsamkeitsübungen, Akzeptanz- und Commitment-Therapie (ACT), Yoga, Progressive Relaxation und Mentales Training können effektive Hilfe bieten. Auf die Bedeutung kaum bewusster, automatischer Denk- und Bewertungsmuster werden wir ebenfalls eingehen. Früh übernommene Denk- und Bewertungsmuster können sich zu automatisierten angstverstärkenden Denkstilen verfestigen. Diese zu erkennen und zu verändern hilft, übersteigerte Ängste abzubauen und die Lebensqualität zu verbessern.

Wie so oft im Leben gilt auch beim Thema Angstbewältigung: Viele Wege führen nach Rom. Es gibt kein Patentrezept, sondern es gilt, den individuell passenden Weg zu finden. Der Anti-Angst-Coach bietet die geeigneten Wegbeschreibungen.

Bei langjährig bestehenden Angststörungen reicht möglicherweise Selbsthilfe nicht aus. In diesem Fall ist psychotherapeutische Hilfe empfehlenswert. Der Anti-Angst-Coach eignet sich auch zur Begleitung und Unterstützung einer laufenden Psychotherapie. Durch die umfangreichen Informationen und die Übungsangebote kann die Therapie deutlich intensiviert und abgekürzt werden.

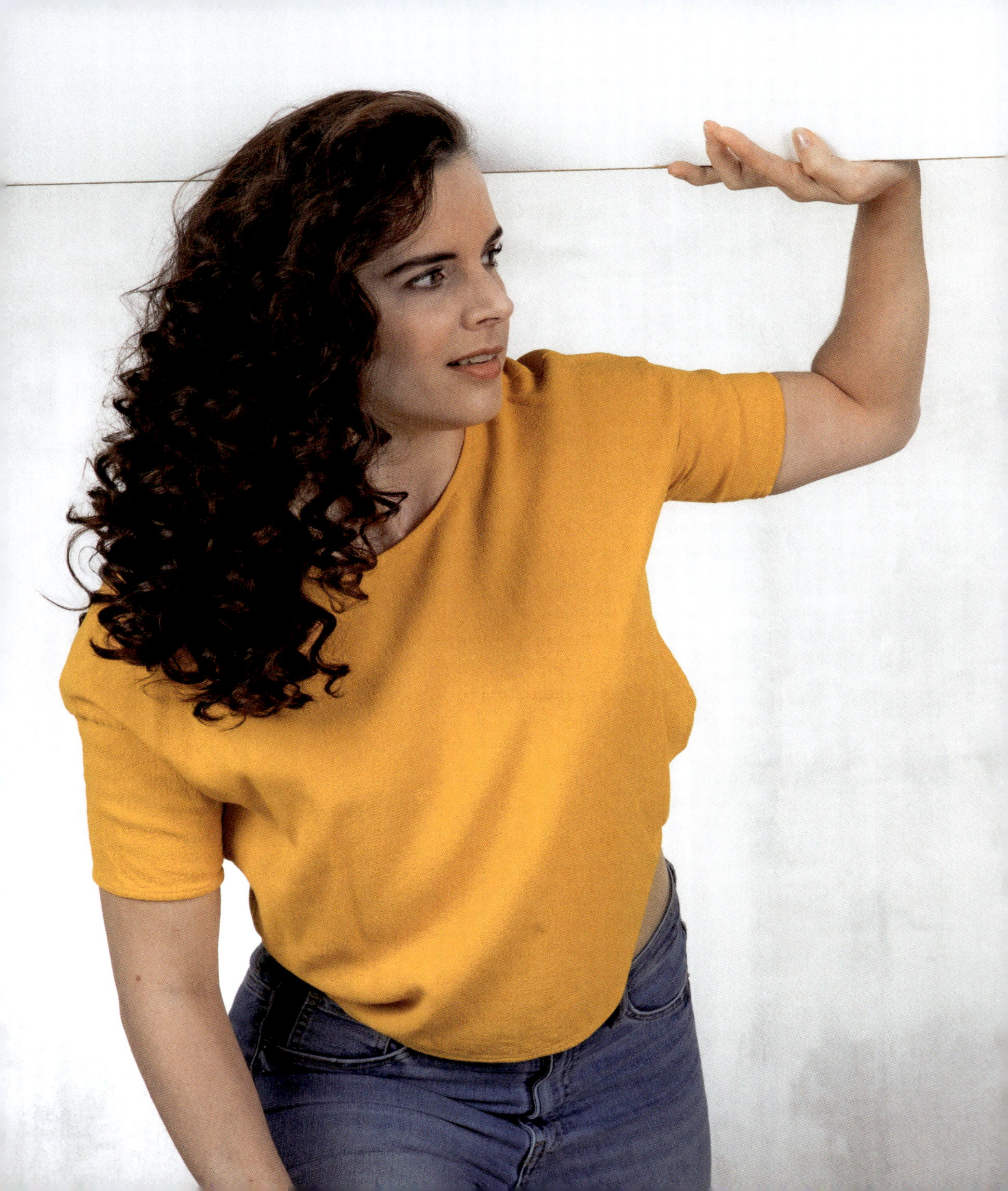

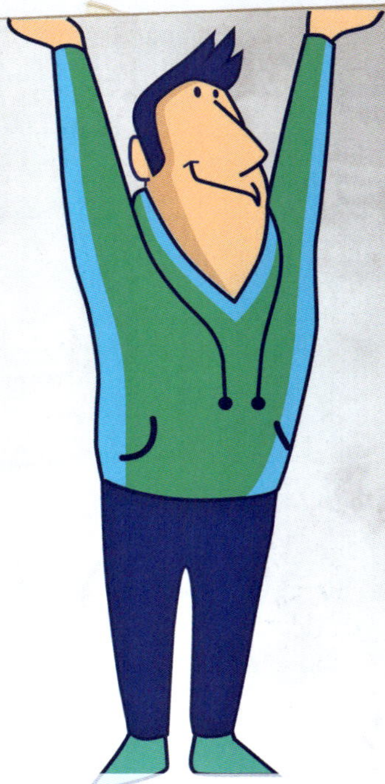

Keine Angst vor Angststörungen

Man sollte den Gegner kennen: Sehen wir uns also das Thema Angststörung mit all seinen Facetten einmal genau an.

Angst: Was ist das? Wofür brauchen wir sie?

Angst hat für uns Menschen eine zentrale Funktion – sie schützt uns. Sie kann aber auch zum Problem werden.

Bei der Entwicklung des Wortes Angst im Laufe von Jahrtausenden spielte ursprünglich offenbar der gutturale – also kehlig klingende – Laut »ng« eine Rolle: eine lautmalerische Beschreibung, dass es einem die Kehle zuschnürt. Ähnliche Bedeutungen finden sich beispielsweise auch im Lateinischen, Griechischen und Indogermanischen. Tatsächlich wird es für jemanden, der unter Angst leidet, oft eng im Leben. Freiheit und Bewegungsspielraum werden entweder durch äußere Einflüsse oder durch eigene angstauslösende Bewertungen eingeschränkt.
Im Lauf der Entwicklungsgeschichte der Menschen hat sich die Angst für den Kampf um das Überleben als nützlich herausgestellt. Wir sind gewissermaßen die Nachkommen von »Angsthasen«, da Menschen mit geringer Angstbereitschaft sich zu oft großen Gefahren ausgesetzt und dadurch ihr Leben frühzeitig verloren haben. Interessanterweise tragen wir offenbar auch genetisch Erfahrungen unserer Vorfahren in uns, da Ängste vor Schlangen, Tieren, Spinnen und Höhe auch in Gegenden stark verbreitet sind, in denen in dieser Hinsicht keine besonderen Risiken mehr bestehen.

Bis heute spüren wir Furcht und Angst in Situationen, die für uns zu einer realen Gefahr werden könnten. Es ist richtig und notwendig, derartige Situationen zu vermeiden, um Schaden oder sogar Lebensbedrohung abzuwenden. Beispiel 1 macht diese positive Schutzfunktion deutlich.

Ängste haben eine positive Bedeutung nicht nur in schwerwiegenden Gefahrensituationen. Sie können uns dazu motivieren, Aufgaben zu bewältigen und notwendige, aber unangenehme Pflichten zu erledigen. Eine leichte Angst vor einer bevorstehenden Prüfung kann dazu führen, angenehme Freizeitaktivitäten zurückzustellen, um intensiv zu lernen.

Furcht und Angst erfassen »den ganzen Menschen« und äußern sich in unseren Gefühlen, Gedanken, Körperreaktionen und im Verhalten. So spürt der überholende Autofahrer im ersten Beispiel ein ausgeprägtes Gefühl von Aufregung und Furcht. Außerdem schießen ihm Gedanken durch den Kopf wie »Wenn jetzt

Beispiel 1

Der Überholversuch

Ein Autofahrer ist spät dran und hat Angst, einen wichtigen Termin zu versäumen. Ausgerechnet jetzt fährt auf der kurvigen und unübersichtlichen Strecke ein langsamer Lastwagen vor ihm. Es ist dunkel, regnerisch und nebelig. Er möchte gern überholen. Bei seinem Überholversuch an einer unübersichtlichen Stelle bricht er das Manöver aus Furcht vor einem Unfall ab. Nur Bruchteile von Sekunden später sieht er ein Auto entgegenkommen. Glücklicherweise hat ihn seine Furcht dazu gebracht, das waghalsige Überholmanöver abzubrechen, denn andernfalls hätte er einen schweren Unfall verursacht.

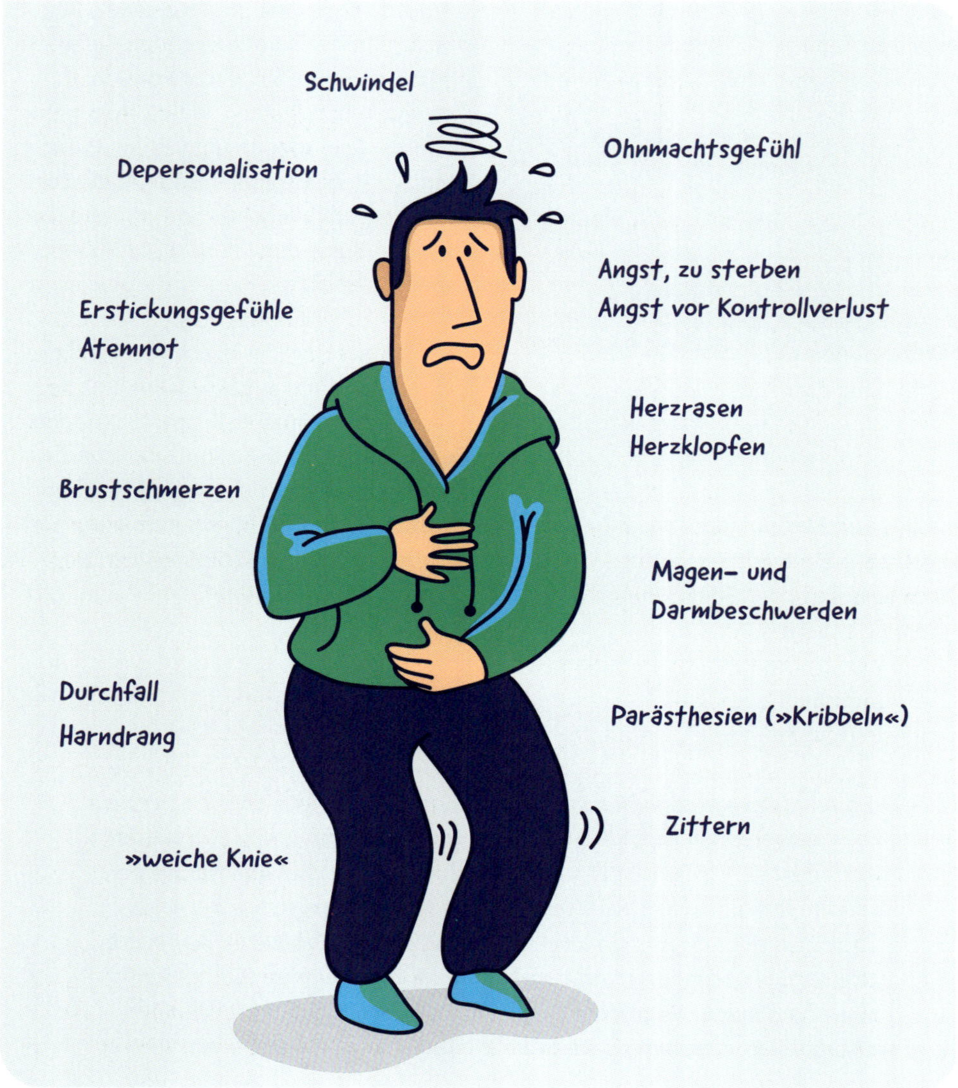

Angst drückt sich über den Körper aus.

einer entgegenkommt, dann knallt es«. Außerdem spürt er sein Herz rasen, seine Hände krampfen sich um das Lenkrad, auf der Stirn spürt er Schweiß und im Kopf einen starken Druck. Er tritt auf die Bremse, lenkt im wahrsten Sinne des Wortes ein und vermeidet damit einen schweren Unfall.

Furcht und Angst

- gehören genauso wie Freude, Trauer und Ärger zum normalen Erleben,
- können als Reaktion auf eine tatsächlich bestehende Gefahr eine wichtige Schutzfunktion haben,
- betreffen den ganzen Menschen: Gedanken, Gefühle, körperliche Reaktionen und Verhalten,
- können sich in sehr unterschiedlicher Intensität und in verschiedensten Reaktionen äußern.

Unterschiede zwischen Furcht, Angst und Panik

Furcht wird meist durch eine spezifische äußere Bedrohung ausgelöst. Es geht also um eine akute reale Gefahr; beispielsweise ein Auto, das auf eine Person zurast.

Angst hat dagegen ihren Ursprung in einem Erleben von Bedrohungen, wobei es dabei um mehr oder weniger reale Vorstellungen geht, was alles passieren könnte. Bei Angststörungen sind diese Vorstellungen meistens unrealistisch überzogen. Beispiele sind Spinnenangst, Kleintierangst, Sozialangst und übermäßige Angst vor Unfällen im Straßenverkehr. Furcht und Angst können sich bis zur Panik steigern, also einer übermächtigen Angst, die zu unüberlegten Reaktionen führen kann.

Auch wenn diese begrifflichen Unterschiede genau genommen bestehen, werden »Furcht« und »Angst« meistens gleichbedeutend benutzt.

Unrealistische Ängste

Das zweite Beispiel (Seite 14) zeigt, dass Angst ihre positive Schutzfunktion verlieren und sich unrealistisch und destruktiv entwickeln kann. Dieses Phänomen lässt sich am Beispiel einer Alarmanlage veranschaulichen. Wenn eine Alarmanlage korrekt arbeitet und richtig eingestellt ist, wird sie immer dann anspringen, wenn tatsächlich eine Gefahr gegeben ist. Wenn sie allerdings auch in harmlosen Situationen reagiert und unnötig Lärm und Aufregung verursacht, hat sie natürlich ihre positive Wirkung eingebüßt. Eine ständig ohne Grund aufheulende Alarmanlage kann zu einer quälenden Nervenbelastung werden.

Ähnlich ist es mit unserem Angsterleben. Wenn es nicht nur durch reale Gefahren und tatsächliche Gefährdungssituationen ausgelöst wird, dann können wir in einen Zustand eines völlig sinn- und nutzlosen, quälenden Daueralarms geraten. Im Extremfall leiden Menschen über viele Stunden oder sogar permanent unter ihr. Unrealistisch überzogene Ängste können sich auf alle Aspekte des Lebens beziehen; sie finden im Alltagsleben leicht einen »fruchtbaren Nährboden«. Das liegt daran, dass es kaum absolute Sicherheiten im Leben gibt. Natürlich hat der Taxifahrer im obigen Beispiel recht, wenn er von Gefahren beim Autofahren ausgeht. Bis zu seinem Unfall hatte er sich jedoch über diese Gefährdungen wenig oder keine Gedanken gemacht. Er hatte – ohne dies bewusst zu reflektieren – ein gewisses Restrisiko in Kauf genommen. So ist es bei den meisten Alltagsaktivitäten. Wir können nie völlig ausschließen, dass etwas Schädigendes passiert. Obwohl zu Fuß gehen weniger gefährlich ist als Autofahren, setzt sich selbst ein Fußgänger natürlich einem gewissen Risiko aus.

Damit wir unseren Alltag bewältigen können, ist es daher wichtig, dass wir Risiken realistisch einschätzen und bereit sind, ein gewisses Restrisiko in Kauf zu nehmen. Andernfalls wären wir zur aktiven Lebensgestaltung nicht mehr in der Lage, da der Daueralarm unserer Angst jede Tätigkeit behindern würde.

Beispiel 2

Der Taxifahrer

» *Einem Taxifahrer wird in einem stark befahrenen Kreisverkehr die Vorfahrt genommen, sodass es zur Kollision kommt. Glücklicherweise wird er nicht verletzt, aber »der Schreck sitzt ihm in allen Gliedern«. Ihm wird übel, schwindelig und er zittert am ganzen Körper. Er kann nicht weiterfahren. Nach diesem Unfall erlebt der Taxifahrer erstmals in seinem Leben starke Angst beim Autofahren, insbesondere, wenn er auf den Kreisverkehr zufährt, in dem der Unfall geschehen ist. Er beginnt, teilweise aufwändige Umwege zu fahren, um den »gefährlichen« Kreis-*

verkehr zu vermeiden. Es gibt große Schwierigkeiten, da sich Fahrgäste über die unnötigen Umwege beschweren. Er stellt fest, dass er auch bei anderen Kreisverkehranlagen Angst bekommt, und beginnt, auch diese zu meiden. Schließlich spürt er in immer mehr Verkehrssituationen Angst, bis er sich nach einiger Zeit sogar ängstigt, wenn er ins Auto einsteigt. Er ist nicht mehr in der Lage, seinen Beruf auszuüben.

Der Angst aus dem Weg gehen

Durch den Unfall erlitt der oben genannte Taxifahrer einen derartigen Schock, dass er nicht mehr in der Lage war, Alltagsgefahren realistisch zu beurteilen. Er begann, das Risiko, einen weiteren Unfall zu erleiden, völlig unrealistisch zu überschätzen. Er erwartete schließlich, dass er unweigerlich verunglücken würde, wenn er durch einen Kreisverkehr führe. Aufgrund dieser Überzeugung war es natürlich nur konsequent, dass er begann, jeden Kreisverkehr zu meiden.

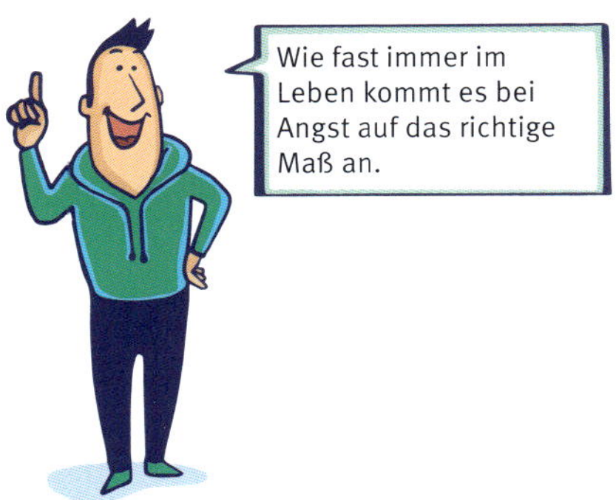
Wie fast immer im Leben kommt es bei Angst auf das richtige Maß an.

Katastrophisierung

Unter »Katastrophisierung« versteht man die gedankliche Beschäftigung mit unrealistischen und überzogen negativen Aspekten, insbesondere in unklaren Situationen.

Dieses Vermeidungsverhalten (Seite 48) bringt schwerwiegende Probleme mit sich. Zum einen kann nicht gelernt werden, dass die katastrophisierenden Bewertungen einer als ängstigend erlebten Situation völlig überzogen sind, da die Realitätsprüfung fehlt. Da der Taxifahrer nicht die Erfahrung macht, den Kreisverkehr unbeschadet zu befahren, kann sich bei ihm die Überzeugung verstärken, dass es sicher zu einem Unfall gekommen wäre, hätte er es getan. Zum anderen kommt es meistens dazu, dass sich unrealistische Ängste auch auf andere Bereiche ausweiten: Es stellt sich schnell die Frage, warum denn ein bestimmter Kreisverkehr weniger gefährlich sein sollte als ein anderer. Dieses Generalisieren der unrealistischen Ängste kann weite Bereiche des Alltagsverhaltens treffen und so wie im obigen Beispiel zu massiven Behinderungen in der Lebensgestaltung führen.

Angst bei andauernden Belastungen

Bei auf reale Gefahren bezogenen Ängsten sind wir von einer positiven Schutzfunktion ausgegangen. Dies trifft zwar in der Regel zu, dennoch gibt es Ausnahmen. Hier bestehen zwar durchaus reale Gefährdungen, aber die Angst hat ihre Schutzfunktion verloren, da sich die Gefahr nicht abwenden lässt. Die Angst wird somit zu einem negativen, belastenden Faktor. Extreme Beispiele sind unheilbare Erkrankungen sowie der bevorstehende Tod. Auch treten bei schweren Erkrankungen meist Ängste auf, insbesondere wenn diese chronisch verlaufen und mit starken Schmerzen verbunden sind. Das Gleiche gilt für bevorstehende Operationen und Eingriffe. Wenn beispielsweise wegen einer Krebserkrankung operative Eingriffe sowie eine medikamentöse oder Strahlenbehandlung bevorstehen, treten meist ausgeprägte Ängste und Sorgen vor bleibenden Schädigungen, Behinderungen bis hin zur Angst vor einem nahenden Tod auf. Hieran können sich auch weitere Ängste knüpfen, die die gesamte Lebenssituation und Lebensgestaltung betreffen. Beängstigende Fragen können aufkommen wie: »Wird meine Familie, wird mein Partner in dieser schweren Krise zu mir halten? Werde ich als chronisch kranker Mensch überhaupt noch den Lebensanforderungen gewachsen sein? Hat das Leben für mich jetzt überhaupt noch einen Sinn?«

Die Angst vor Schmerzen hat bei chronischen Erkrankungen ebenfalls eine reale Basis. Trotz Schmerzmedikation lassen sich Schmerzen nicht völlig verhindern. Angst vor Schmerzen und Erwartungsspannungen führen jedoch zu einer Intensivierung der erlebten Schmerzen. Hieraus resultiert dann wiederum eine Steigerung der Angst. Häufig geraten Patient*innen in einen Teufelskreis aus Angst und Schmerz.

Bei chronischen Erkrankungen und bevorstehenden operativen und sonstigen Eingriffen können Belastungen, Schmerzen und Probleme nicht verhindert werden. Umso wichtiger ist auch hier eine aktive und konstruktive Auseinandersetzung mit den Ängsten. Ein resignatives Hinnehmen von Ängsten und Bedrohungserlebnissen führt meist zu keiner Lösung oder Linderung. Auch Verdrängen und Überspielen können in aller Regel meist nur kurzfristig Erleichterung verschaffen.

Hilfreich ist meistens ein offener Umgang mit den Ängsten, was am besten in vertrauensvollen und einfühlsamen Gesprächen geschehen kann. In diesen Gesprächen kann auch geklärt werden, ob beispielsweise durch katastrophisierende Gedanken die bestehende Belastungssituation unrealistisch übersteigert und dadurch unnötig starke Angst provoziert wird.

Viele Menschen, die sich in den geschilderten Belastungssituationen befinden, erleben Entspannungsverfahren wie die Progressive Relaxation als eine hilfreiche Erleichterung und als eine Möglichkeit, Spannungen, Ängste und Schmerzen auf nicht medikamentöse Weise besser zu bewältigen.

Untersuchungen an Krebspatient*innen, die eine Chemotherapie über sich ergehen lassen müssen, machen deutlich, dass tägliche Übungen der Progressiven Relaxation in dieser schweren Zeit hilfreich sind. Durch regelmäßige Übungen traten weniger Übelkeit und Erbrechen auf und Angst wurde besser bewältigt.

Psychophysiologische Aspekte von Angst

Angst betrifft den »ganzen Menschen«. Dies gilt sowohl für realistische als auch für unrealistische Ängste.

Warum sind beim Angsterleben nicht nur Denken und Fühlen, sondern auch der Körper betroffen? Dies hängt mit der Entwicklungsgeschichte der Menschen zusammen, in der sich die Angst als eine Reaktion mit hohem Wert für das Überleben entwickelt hat.

Wenn beispielsweise in grauer Vorzeit plötzlich ein gefährlicher Säbelzahntiger auf einen Menschen zustürmte, war es notwendig, möglichst schnell zu fliehen oder sich mit einem Gegenangriff zu wehren. In beiden Fällen war es günstig, körperliche Energie zu mobilisieren, um möglichst viel Kraft und Schnelligkeit zur

Sympathikus und Parasympathikus

Der Sympathikus ist ebenso wie sein Gegenspieler, der Parasympathikus, Teil des vegetativen Nervensystems. Der Sympathikus versetzt den Körper in die Lage, sich zu wehren oder zu fliehen, der Parasympathikus kommt in Ruhe- und Regenerationsphasen zum Zug und »regelt« den Organismus wieder herunter.

Verfügung zu haben. Einsetzende Angst führt dementsprechend zu einer Alarmierung und Mobilisierung des gesamten Organismus. Kräfte für den Angriff oder die Verteidigung werden freigesetzt. Insofern ist Angst als ein wichtiger Stressreiz oder Stressor anzusehen, der zu einer so genannten Bereitstellungsreaktion führt. Hierbei spielt das vegetative Nervensystem eine wichtige Rolle, das bei Angst meist mit einer Erhöhung der Sympathikus-Aktivität reagiert. Das führt u. a. zu einer Pulsbeschleunigung, zu einem Blutdruckanstieg, zur Intensivierung der Atmung und zu Anspannungen der Muskulatur. Man kann also sagen, dass »der Kessel unter Dampf gesetzt« wird, um eine gefährliche Situation mittels körperlicher Aktivitäten zu bewältigen.

Bei besonders starker Angst kommt es häufig zu Einschränkungen der Konzentration und des Denkvermögens, bis hin zu Denkblockaden. Dieses Phänomen hatte möglicherweise seinen Wert darin, dass es in der Frühzeit im Kampf um das Überleben oft wichtiger war, schnell zu reagieren, als lange zu überlegen.

Was geschieht im Gehirn?

Wissenschaftler wie der amerikanische Neurowissenschaftler Joseph LeDoux[1] versuchen seit langem, die Vorgänge im Gehirn bei Angst festzustellen. Bei Untersuchungen an Tieren und Menschen stellte sich heraus, dass die Amygdala (Mandelkern) – ein Teil des limbischen Systems – beim Erleben von Angst eine wichtige Rolle spielt. Das lässt sich z. B. an gefangenen Vögeln zeigen, die normalerweise mit panikartiger Angst und einem Fluchtreflex reagieren. Bei Verletzungen der Amygdala bleibt die Angstreaktion jedoch aus. Ähnlich ist es bei Laborratten, die sich neugierig mit sedierten Katzen beschäftigen, wenn die Amygdala außer Funktion gesetzt wird. Andererseits

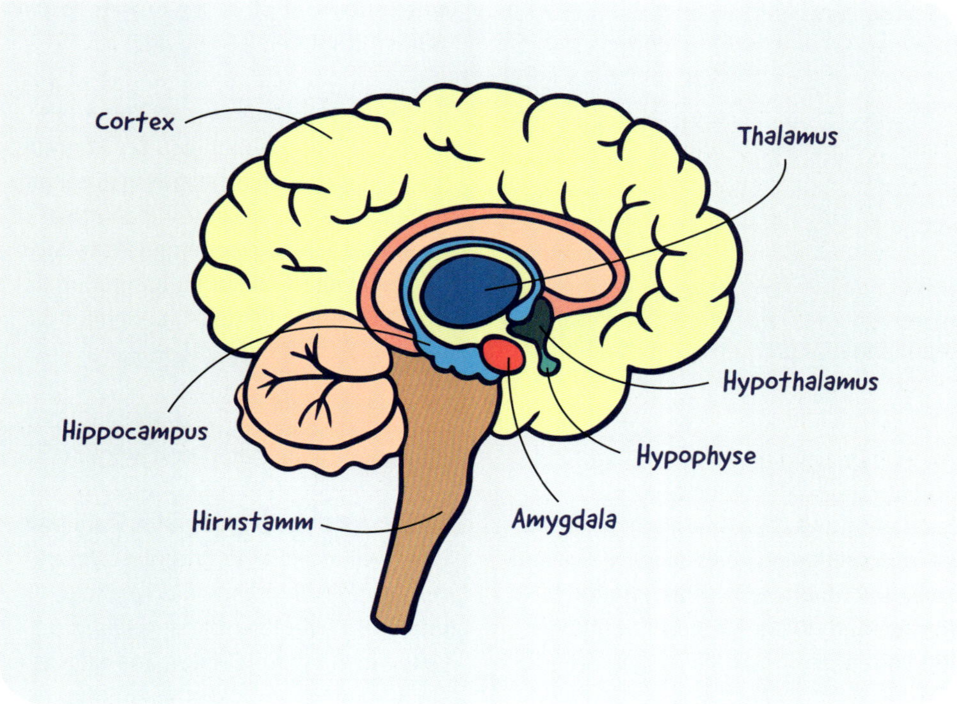

Das limbische System steuert unsere Angstreaktionen.

lässt sich durch die elektrische Reizung bestimmter Areale der Amygdala ängstliches Verhalten auslösen. Die Amygdala ist also offenbar ein wichtiges Element unseres Alarmsystems, das bei tatsächlichen oder vermeintlichen Gefahren aktiv wird. Innerhalb weniger Millisekunden kann der Alarm ausgelöst werden, damit wir Gefahren erkennen und fliehen. Dabei spielt ein Teil des Zwischenhirns – der Thalamus – eine wichtige Rolle. Von hier aus können zwei Arten von Informationen an die Amygdala geleitet werden:

- sofortige Alarmierung aufgrund einer groben Gefahreneinschätzung (z. B. ein plötzliches lautes Geräusch)

- langsamere Reaktion aufgrund einer genaueren Analyse der Sinneseindrücke

Die sofortige Alarmierung hat den Vorteil, dass wir keine Zeit verlieren – nützlich bei einer möglicherweise notwendigen Flucht. Aber sie ist fehleranfällig und kann zu falschem Alarm führen. So können wir uns vor harmlosen lauten Geräuschen erschrecken oder einen schlangenartigen Ast für eine gefährliche Schlange halten. Auch die schlechte Erfahrung des Taxifahrers kann dazu führen, dass das Auftauchen eines an sich harmlosen Kreisverkehrs den Alarm auslöst.

Die langsamere und damit spätere Reaktion kommt dadurch zustande, dass auch die Großhirnrinde (Cortex) informiert wird. Im Hippocampus (ebenfalls ein Teil des limbischen Systems) und Cortex kommt es zur genaueren Analyse. Von hier aus kann die zunächst ausgelöste Angstreaktion gehemmt und gedämpft werden, wenn die höheren Zentren Entwarnung geben. So kann es geschehen, dass wir vor einem plötzlich und unerwartet vor uns stehenden nahestehenden Menschen erschrecken, um wenig später erleichtert über den Schreck zu lachen. Neuere Untersuchungen[2] zeigen, dass bei Angststörungen diese Hemmungsfunktion höherer Hirnzentren oft unzureichend ist. Hierin ist ein Grund zu sehen, warum sich derartige Störungen entwickeln und nicht wieder abklingen.

Im Kampf um das Überleben haben sich bei Angst automatisch ablaufende Verhaltensprogramme beim Menschen herausgebildet. Von der Hypophyse (Hirnanhangdrüse) ausgeschüttete Stresshormone bereiten uns auf schnelles Handeln vor: Flucht oder Angriff. Durch die Aktivierung des Sympathikus des vegetativen Nervensystems erhöhen sich Puls und Blutdruck, der Atem geht schneller. Außerdem werden Aufmerksamkeit und Erregung gesteigert. Die Schmerzwahrnehmung wird unterdrückt, damit sie möglichst wenig von Flucht oder Kampf ablenkt. Energieträger wie Blutfette und Blutzucker werden erhöht. Damit ein drohender Blutverlust möglichst gering bleibt, wird die Gerinnungsfähigkeit des Blutes erhöht. Nicht umsonst sagen wir: Angst lässt das Blut in den Adern gefrieren.

Bei durch Angst hervorgerufenen körperlichen Reaktionen wie Pulsbeschleunigung, Schwitzen, schnellerer Atmung und Anspannung der Muskulatur handelt es sich also um normale Stressreaktionen, die ursprünglich den Sinn hatten, körperliche Energien für Flucht oder Angriff bereitzustellen.

Die Kenntnis dieser Zusammenhänge ist für viele Angstpatient*innen sehr wichtig, da sie häufig eine »Angst vor der Angst« entwickeln und auf die normalen körperlichen Stressreaktionen wiederum mit Angst reagieren, sodass sich ein Aufschaukelungsprozess ergibt. Die Angst kann sich dann bis zur Panik verstärken.

Der im Beispiel 2 erwähnte Taxifahrer reagierte nicht nur mit beängstigenden Gefühlen und Gedanken auf einen als gefährlich erlebten Kreisverkehr, sondern er spürte auch plötzlich ein Herzrasen, starkes Schwitzen, Verkrampfungen am ganzen Körper und ein Gefühl des Zitterns. Diese körperliche Reaktion konnte er nicht als eine zwar übersteigerte, aber durchaus normale Stressreaktion deuten. Vielmehr entwickelte er Gedanken wie: »Mir wird etwas Schlimmes geschehen; das hält mein Herz nicht aus; ich bekomme einen Herzinfarkt; ich werde gleich zusammenbrechen.« Diese mit einer unrealistischen Bewertung der Stressreaktionen einhergehenden Angstgedanken führen zu einer weiteren Aktivierung des vegetativen Nervensystems. Dies verstärkt wiederum das Angsterleben und die damit verbundenen katastrophisierenden Gedanken, sodass sich ein Teufelskreis ergibt.

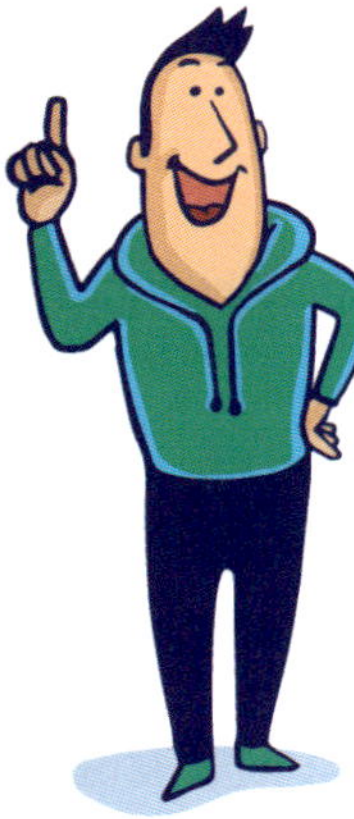

Die körperlichen Reaktionen auf Angst werden zwar meist als sehr unangenehm erlebt, sind jedoch harmloser Natur. Diese Tatsache konnte auch der Taxifahrer aus dem zweiten Beispiel auf genaueres Befragen hin bestätigen. Er sei zwar »in Gedanken bereits tausend Tode gestorben«, aber die angenommene gesundheitliche Katastrophe sei nie eingetreten. Sein Arzt habe ihn gründlich untersucht und keinerlei Organschäden oder sonstige körperliche Störungen festgestellt.

Es erfordert häufig Geduld und Einfühlungsvermögen, Angstpatient*innen von der Harmlosigkeit der auftretenden Stressreaktionen zu überzeugen. Ein wichtiges erstes Ziel ist also die angemessene Bewertung angstbedingter körperlicher Reaktionen, um den geschilderten destruktiven Aufschaukelungsprozess von Angst abzubauen oder zu verhindern.

Stress- und Angstreaktionen klingen aufgrund der in unserem Körper angelegten Steuerungsvorgänge automatisch wieder ab. Sie halten nicht auf hohem Niveau unbegrenzt an, steigern sich schon gar nicht ins Unermessliche oder in den vielleicht befürchteten Wahnsinn. Wir sterben auch nicht daran. Vielmehr klingen Angst und Stress nach einiger Zeit aufgrund einer Erschöpfungsreaktion wieder ab, auch wenn man nichts weiter tut.

Zusammenhänge zwischen Stress und Angst

Nicht nur Angst, sondern auch Stress aktiviert den Sympathikus des vegetativen Nervensystems. Starke berufliche Belastungen, Zeitdruck und Konflikte sind mit ähnlichen psychophysiologischen Veränderungen verbunden wie die Angst. Wer beispielsweise einem hohen beruflichen Leistungsdruck ausgesetzt ist, unter Zeitdruck steht und durch Konflikte belastet ist, hat meist auch einen beschleunigten Puls, einen höheren Blutdruck und muskuläre Verspannungen. Bei der Befragung von Angstpatient*innen geben diese oft an, dass der erste Angstanfall in einer Phase mit starken Stressbelastungen aufgetreten ist. Stressbelastungen begünstigen die Entwicklung von Angstreaktionen.

Angst vor Blut, Verletzungen und Spritzen

Während bei den meisten Ängsten und Phobien die geschilderten Stressreaktionen in Form körperlicher Aktivierung auftreten, ist es bei Ängsten vom Blut- und Verletzungstyp anders. Etwa 3 bis 5 Prozent der Bevölkerung leiden unter überzogenen Ängsten vor Blut, Verletzungen und Spritzen. Hierbei kommt es ähnlich wie bei anderen Phobien zunächst zu einem Puls- und Blutdruckanstieg. Da sich die Blutgefäße dann jedoch anders als bei einer normalen Stressreaktion weit stellen, sinkt der Blutdruck stark ab. Das kann im Sitzen oder Stehen zu Blutmangel im Gehirn und damit zu Schwindel oder sogar Ohnmacht führen.

Die Gründe für diese Störung sind nicht genau bekannt, aber es gibt plausible Erklärungsansätze. Erbeinflüsse spielen offenbar eine Rolle, da der Kampf ums Überleben mit der Gefahr von Verwundungen und Verletzungen die Menschheitsentwicklung geprägt hat. Eine Ohnmacht konnte im Kampf und bei einer Verwundung lebensrettend sein, wenn ein Angreifer deshalb vom Opfer abließ. Durch das Absinken des Blutdrucks war außerdem der Blutverlust geringer. Auch Lernprozesse können eine Rolle spielen, wenn Kinder beispielsweise derartige Ängste bei Eltern oder anderen Bezugspersonen wahrnehmen. Ein weiterer Grund können schlechte Erfahrungen und Traumata sein. Etwa 45 Prozent der Patient*innen mit Blut-, Verletzungs- und

Angewandte Spannung bei Blut-, Verletzungs- und Spritzenphobie

Blut wird meist am linken Arm abgenommen. Vor, während und nach dem Setzen der Spritze wird die Muskulatur des anderen Armes, der Beine und nach Möglichkeit des Bauches rhythmisch angespannt. Die Beine werden übereinandergeschlagen. Durch die »pumpenden« Muskelanspannungen werden die Blutgefäße komprimiert und der Blutdruck erhöht. Die Atmung sollte ruhig und tief gehen. Das wirkt Schwindel und Ohnmacht entgegen. Diese Technik sollte vor einer Blutabnahme einige Male geübt werden. Die Anspannungen sollten zwar nicht krampfhaft, aber so intensiv sein, dass ein leichtes Wärmegefühl entsteht. Wichtig ist dabei, mit den pumpenden Anspannungen bereits vor dem Setzen der Spritze zu beginnen und diese auch noch einige Minuten danach fortzuführen.

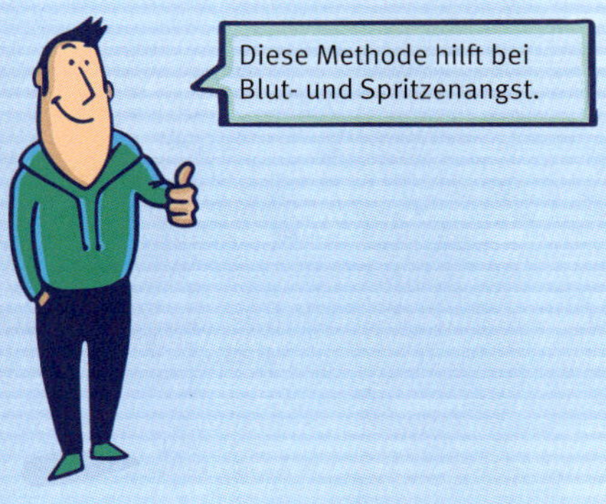

Spritzenphobie berichten von besonders schmerzhaften medizinischen Eingriffen.

Wer unter derartigen Ängsten leidet, könnte sich natürlich bei einer Ohnmacht und einem dadurch bedingten Sturz verletzen. Das ist bereits ein Grund, etwas gegen dieses Problem zu unternehmen. Gravierender ist das Vermeidungsverhalten, das viele Betroffene zeigen. Arztbesuche und notwendige medizinische Eingriffe werden aus Angst verweigert, was zu schwerwiegenden gesundheitlichen Problemen führen kann. Auch Impfungen werden aus Angst vor der Spritze vermieden. Hierdurch ergibt sich nicht nur eine erhöhte Gefahr, sich selbst zu infizieren und krank zu werden, sondern die Ängste vor Spritzen und Impfungen stellen auch ein gesellschaftliches Problem dar, da ungeimpfte Personen mit höherer Wahrscheinlichkeit andere infizieren als geimpfte. Während der Covid-19-Pandemie spielen bei den Impfgegner*innen nicht nur Verschwörungstheorien, Ängste vor Nebenwirkungen der Impfungen und Opposition gegen staatliche Gesundheitsmaßnahmen eine Rolle. Ein nicht geringer Teil sieht die Notwendigkeit der Impfungen zwar ein, eine Spritzenphobie führt jedoch zu einem Vermeidungsverhalten.

Der Psychotherapeut Lars-Göran Öst[3] hat eine einfache und effektive Methode entwickelt, die vielen Menschen mit Blut- und Spritzenangst hilft, dem angstbedingten Blutdruckabfall entgegenzuwirken. Bei der »Angewandten Anspannung« werden vor, während und nach dem Setzen einer Spritze möglichst viele große Muskelgruppen rhythmisch angespannt. Dadurch kommt es zu einer Blutdrucksteigerung und einem Zusammendrücken von Blutgefäßen in den Muskeln, wodurch Schwindel und Ohnmacht vermieden werden können (siehe Anleitung links).

Wie wird Angst erlebt?

Außer in körperlichen Reaktionen äußert sich Angst auch in Gedanken, Gefühlen und im Verhalten.

Die Gedanken beschäftigen sich meist mit der Vorwegnahme von befürchteten Ereignissen, Situationen und Reaktionen. Zum Beispiel denken viele Patient*innen mit Panikstörungen während eines Anfalls daran, dass sie den Anfall nicht aushalten, einen Herzinfarkt oder Schlaganfall erleiden und sterben könnten. Manche befürchten, dass sie die Kontrolle über sich und die Situation verlieren und »durchdrehen« könnten.

Auf der Gefühlsebene werden in aller Regel außer Angst auch Hilflosigkeit, Trauer, Niedergeschlagenheit und Verzweiflung erlebt.

Auf der Verhaltensebene wird meist das erwähnte Vermeidungsverhalten gezeigt. Als beängstigend erlebte Situationen (wie z. B. das Befahren von Kreisverkehren) werden vermieden, obwohl derartige Situationen als relativ harmlos einzustufen sind.

Auch wenn fast immer die genannten vier Ebenen beim Angsterleben eine Rolle spielen, müssen sie nicht immer gleichzeitig und in gleicher Intensität auftreten. Manche Menschen sind stärker mit den körperlichen Angstreaktionen konfrontiert, während andere eher die gefühlsmäßigen, die gedanklichen oder die Verhaltensaspekte wahrnehmen.

Der Fragebogen zur Erfassung des Erlebens der Angst kann helfen, die Art der individuellen Angstäußerung festzustellen. Denken Sie hierbei an eine in der letzten Zeit erlebte Angstsituation zurück und beantworten Sie die Fragen bezüglich der aufgetretenen körperlichen, gedanklichen, emotionalen und Verhaltensreaktionen.

Fragebogen zur Erfassung der Angstreaktionen

Situation: ______________________________

In der ängstigenden Situation traten folgende Reaktionen auf:

Gefühlsmäßig: ______________________________

____

Gedanklich: ______________________________

____

Körperlich: ______________________________

____

Verhaltensweisen: ______________________________

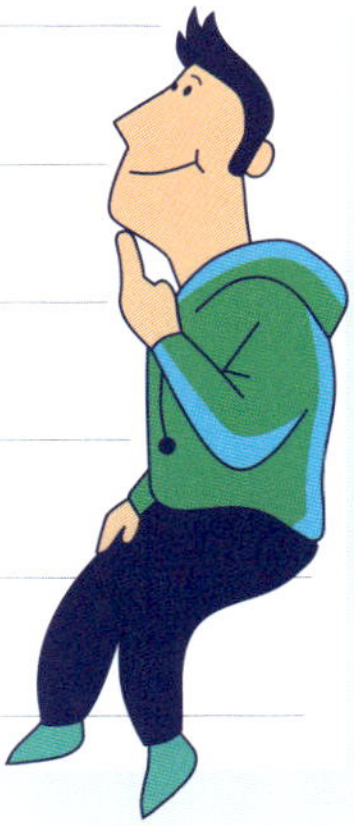

Leide ich unter einer Angststörung?

Machen Sie sich Gedanken, dass Ihre Ängste das normale Maß überschritten haben? Ein Test oder ein Gespräch mit einer Spezialistin oder einem Spezialisten kann Klarheit bringen.

Angst gehört zum Leben und hat eine wichtige Schutzfunktion. Ab wann ist von einer Angststörung auszugehen? Die Übergänge sind fließend und es ist selbst für Fachleute nicht immer leicht festzustellen, ob es sich noch um Ausprägungen im Normalbereich handelt oder ob therapeutische Maßnahmen empfohlen werden sollten. Falls jedoch die Lebensqualität stark eingeschränkt ist, Vermeidungsverhalten das Leben bestimmt und Angstgedanken quälen, sind das Hinweise auf ein Störungsbild. Wenn dann auch noch berufliche und private Probleme aufgrund der Ängste hinzukommen und Alkohol oder Drogen zur Beruhigung genutzt werden, sind das deutliche Warnsignale.

Falls der Verdacht besteht, an einer Angststörung zu leiden, können zur groben Abschätzung Kurztests im Internet zu Rate gezogen werden.

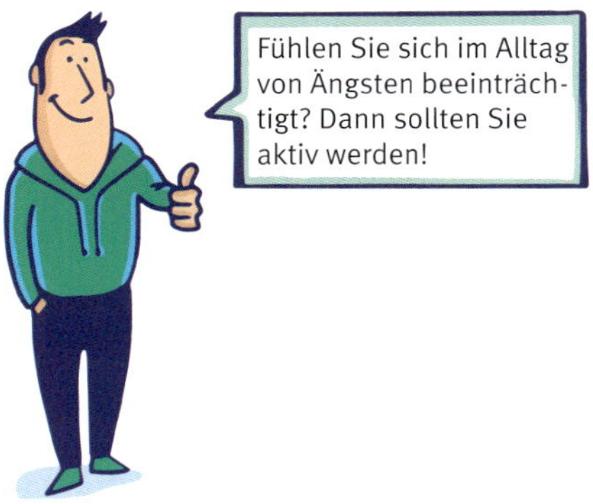
Fühlen Sie sich im Alltag von Ängsten beeinträchtigt? Dann sollten Sie aktiv werden!

Die Internetseite etwa von »Psychenet« (Netz für psychische Gesundheit), an der u. a. das Universitätskrankenhaus Hamburg-Eppendorf beteiligt ist, bietet als Selbsttest den »Kurztest zu Angststörungen«. Es müssen lediglich sieben Fragen durch Anklicken beantwortet werden. Man erhält dann sofort ein Ergebnis. Die Rückmeldungen könnten beispielsweise so lauten:

- »Ihren Testangaben zufolge waren Sie in den letzten 2 Wochen nahezu unbeeinträchtigt von den eben aufgeführten Beeinträchtigungen. Es ergibt sich kein Hinweis auf eine Angststörung.«
- »Ihren Testangaben zufolge fühlten Sie sich in den letzten 2 Wochen durch ein mittelgradiges Angstniveau beeinträchtigt. Dies könnte ein Hinweis auf eine Angststörung sein. Klärung kann ein Gespräch bei einem Arzt oder Psychotherapeuten bringen.«

Einer derartigen Empfehlung sollte man nachkommen, um möglichst bald Besserung zu erreichen.

Man sollte jedoch nicht erst dann etwas zur Verbesserung der Angstbewältigung tun, wenn sich bereits eine ausgeprägte Störung entwickelt hat. Ein frühzeitiges Gegensteuern ist besonders effektiv, um der Entstehung von Angststörungen vorzubeugen oder beginnende Störungen zu bewältigen. Auch Sorgen und Ängste, die sich noch im Normalbereich befinden, können äußerst unangenehm sein und zeitweise das Leben überschatten – wenn etwa Flugangst den Urlaub zum Stress werden lässt oder eine Prüfung schlaflose Nächte bereitet. Daher ist es in jedem Fall für die Lebensqualität förderlich, sich mit Möglichkeiten von Angstbewältigung zu beschäftigen.

Ursachen für Angststörungen

Wie entstehen Angststörungen eigentlich genau? Es gibt verschiedene Erklärungen und Ursachen.

Die Entstehungsbedingungen für Angststörungen lagen lange im Dunkeln. Sigmund Freud entwickelte zunächst die Theorie, dass unterdrückte sexuelle Energie zu einer Angstneurose führen könne. Später ging er davon aus, dass es bei der Angstentstehung generell um verdrängte Triebe gehe: Triebregungen würden oft verdrängt, wenn sie als unangemessen eingeschätzt werden. Die Triebenergie sei damit jedoch nicht verschwunden, vielmehr staue sie sich derart auf, dass es zu Triebdurchbrüchen kommen könne, die dann als Angst erlebt werden. Allerdings ließ sich diese Theorie nicht wissenschaftlich überprüfen.

Klassische Konditionierung

Der Verhaltensforscher John B. Watson erkannte Anfang des 20. Jahrhunderts, dass spezifische Phobien wie Mäuse- und Rattenphobien meist aufgrund durchgemachter »schlechter Erfahrungen« und Schrecksituationen erworben werden. Dieser Vorgang wurde von ihm experimentell demonstriert: Ein etwa einjähriger Junge wurde in einem Untersuchungsraum mit einer zahmen Ratte und anderen Tieren zusammengebracht. Der kleine Albert zeigte zunächst keinerlei Angstreaktionen und wandte sich den »netten Tieren« vielmehr interessiert zu. In der nächsten Phase des Experiments verursachte der Versuchsleiter immer dann einen starken Krach, wenn der Junge mit der Ratte zusammentraf. Auf diesen Krach reagierte der kleine Albert mit starkem Erschrecken und Weinen. Nachdem dieser Vorgang mehrfach wiederholt worden war, wurde dem Jungen die Ratte präsentiert, ohne dass lauter Krach erzeugt wurde; er zeigte trotzdem eine Angstreaktion. Er hatte die Ratte mit dem beängstigenden Krach verknüpft. Die Angst übertrug sich auch auf andere Tiere mit Fell wie Mäuse und Hunde. Im Internet finden sich bei YouTube unter dem Namen »Little-Albert-Experiment« Filmausschnitte dieses Experiments.

In der Lernpsychologie wird dieser Vorgang als »klassische Konditionierung« bezeichnet. Es gibt bestimmte Reize, die zu vorgegebenen, angeborenen Reaktionen führen. Ein derartiger »unkonditionierter Reiz« ist für kleine Kinder plötzlicher lauter Krach. Hierauf reagieren sie mit einer »unkonditionierten Reaktion«, nämlich Erschrecken und Angst. Wenn ein unkonditionierter Reiz wiederholt in Verbindung mit einem beliebigen Reiz (zum Beispiel der Ratte) auftritt, kann schließlich auch der zunächst neutrale Reiz (also in diesem Fall die Ratte) Angst auslösen.

Dieses frühe Experiment der Verhaltensforschung erbrachte zwar wichtige Erkenntnisse über die Entstehungsbedingungen von spezifischen Phobien. Andererseits ist es aus heutiger Sicht ethisch natürlich nicht vertretbar, ein Kind zu einem Versuchsobjekt zu machen und bei ihm eine Phobie zu erzeugen.

Viele Phobien entstehen also bereits in der Kindheit durch Konditionierungsprozesse. So lässt es beispielsweise ein kleines Kind in aller Regel »völlig kalt«, wenn eine kleine Maus durch das Zimmer läuft, es findet sie vielleicht sogar niedlich oder interessant. Falls in dem Moment die Mutter oder der Vater jedoch vor

Beispiel

Die Emmas

Der Vater einer kleinen Tochter litt unter einer Spinnen-Phobie. Er wollte seiner kleinen Tochter die Entwicklung einer derartigen Angststörung ersparen. Aus diesem Grund »riss er sich mächtig zusammen«, um seiner Tochter beim Auftauchen einer Spinne nicht seine Angst zu zeigen. Im Gegenteil zwang er sich dazu, ganz freundlich und positiv über die Spinnen zu sprechen, denen er den Namen »Emma« (Vorname seiner Schwiegermutter) gab. Dieses Verhalten führte dazu, dass seine Tochter nicht nur keine Angst vor Spinnen entwickelte, sondern diese sogar sehr interessant und nett fand. Während eines Urlaubs kam es dann jedoch zu folgender Begebenheit: Im Garten war einer Bekannten eine größere Spinne auf die Schulter gekrabbelt. Als das Mädchen die Bekannte darauf aufmerksam machte, dass sie eine »schöne große Emma« auf der Schulter habe, sprang diese entsetzt auf, schrie vor Angst und schlug mit den Händen wild um sich. Das Ergebnis war, dass sich auch das Mädchen stark erschreckte, ebenfalls aufsprang und in Panik zu seinen Eltern lief. Seitdem zeigte sie auch Angstreaktionen, wenn sie auf die zuvor »so netten Emmas« stieß. Da allerdings der Vater sein Verhalten durchhielt und weiterhin keine Ängste beim Auftauchen von Spinnen zeigte, klangen die Ängste seiner Tochter schließlich auch wieder ab.

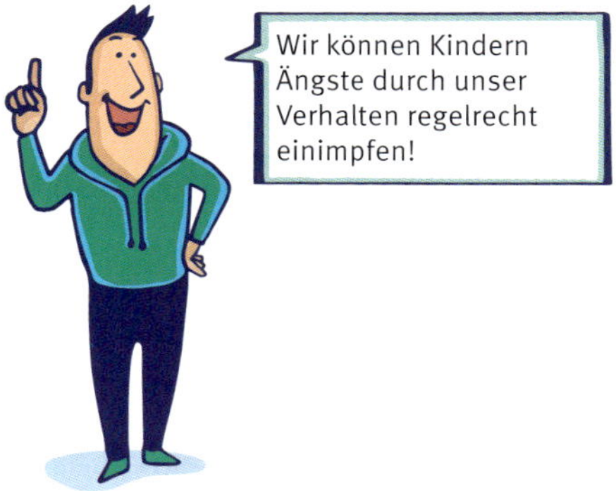

plötzlichem Entsetzen laut aufschreien, aufspringen und wild gestikulieren, wird sich das Kind stark erschrecken und ausgeprägte Angstreaktionen zeigen. Es kann nun leicht zu der oben beschriebenen »klassischen« Konditionierung des Erschreckens mit der zuvor als harmlos erlebten kleinen Maus kommen. Insbesondere wenn diese Vorgänge mehrfach geschehen, ist die Entwicklung einer Phobie wahrscheinlich.

Angst durch Modelllernen

Angstreaktionen können also auch durch Modelllernen entstehen – oder eben auch nicht, je nachdem, welches Verhalten vorgelebt wird. Unter Modelllernen wird verstanden, dass ein bisher nicht gezeigtes Erleben und Verhalten durch Beobachtung von einer »Modellperson« (oft die Eltern, Geschwister, Freunde, Autoritätspersonen) übernommen wird. Es liegt nahe, dass ein Kind beispielsweise ein kleines Tier als hoch gefährlich einzuschätzen lernt, wenn sogar die als »groß und mächtig« erlebten Eltern und andere Erwachsene mit Panik reagieren. Aus seiner Sicht ist das völlig logisch – wenn sogar die »Großen« Angst haben, dann muss es wirklich schlimm sein.

Stress und Traumatisierungen

Starke Stressbelastungen begünstigen die Entwicklung von Angst- und Panikstörungen. Ist ein Mensch zum Beispiel einem hohen beruflichen Leistungsdruck ausgesetzt, hat er meist auch einen beschleunigten Puls, einen höheren Blutdruck und Verspannungen der Muskulatur. Bei der Befragung von Angstpatient*innen geben diese oft an, dass der erste Angstanfall in einer Phase mit starken Stressbelastungen aufgetreten ist.

Ausgeprägte und anhaltende Angstreaktionen treten besonders leicht in Situationen auf, in denen bereits eine Vorbelastung durch chronisch überfordernden Stress besteht. Wenn es zum ersten Mal zu einer schwerwiegenden Angstreaktion gekommen ist, besteht die Gefahr, dass sich eine Angststörung entwickelt. Wenn unrealistisch katastrophisierende Gedanken und das beschriebene Vermeidungsverhalten hinzukommen, weiten die Betroffenen ihr Angsterleben auch auf vorher nicht von Angst betroffene Situationen aus.

Beispiel

Der Taxifahrer

»*Der bereits beschriebene Fall des in einen Autounfall verwickelten Taxifahrers macht diesen Zusammenhang deutlich. Bereits längere Zeit vor dem Unfall befand sich der Taxifahrer in einer chronischen Überforderungssituation. Da er hohe Kredite abzuzahlen hatte und Alleinverdiener war, sah er sich mit wachsenden finanziellen Problemen konfrontiert und versuchte, seine wirtschaftliche Situation durch viele Überstunden zu verbessern. Da er in wechselnden Schichten auch nachts arbeitete und unter Schlafstörungen litt, konnte er sich nicht mehr ausreichend erholen. Seine Nerven lagen dementsprechend »blank«, als sich der Unfall ereignete. Wegen der bereits langanhaltenden chronischen Überforderungssituation konnte er diesen Schock nicht mehr angemessen verarbeiten und reagierte mit der beschriebenen ausgeprägten Angstreaktion.* «

Menschen, die Traumata erleben, wie Missbrauch, schwere Unfälle, lebensbedrohliche Zustände, Naturkatastrophen und Krieg, erleben extremen Stress. Dies führt häufig zur Entwicklung von Angststörungen und posttraumatischen Belastungsstörungen.

Ängstigende Informationen

Insbesondere bei Kindern können anhaltende Ängste durch »Gruselgeschichten« ausgelöst werden, die Eltern oder andere Erwachsene ihnen erzählen. In früheren Zeiten wurde Kindern sogar bewusst Angst gemacht, um unerwünschtes Verhalten zu unterdrücken – glücklicherweise hat es hier inzwischen ein Umdenken gegeben. Ein Beispiel ist der »Struwwelpeter«, ein Bilderbuch des Frankfurter Arztes und Psychiaters Heinrich Hoffmann aus dem Jahr 1844. Hierin wird gezeigt, dass Ungehorsam und Fehlverhalten zu gravierenden negativen Konsequenzen und sogar zum Tod führen können – aus heutiger Sicht eine sehr fragwürdige Pädagogik.

Häufig werden auch TV-Filme und Videos mit gewalttätigem Inhalt mit oder ohne Wissen der Eltern bereits von Kindern konsumiert. Aber auch die »normalen« Nachrichten im TV und in anderen Medien über Krieg, Gewalt, Not, Elend,

Umweltbelastung und Klimakatastrophe können Angststörungen auslösen – sowohl bei Kindern als auch bei Erwachsenen.

Alkohol und andere Drogen

Alkohol beeinflusst u. a. die Funktionsweise des Gehirns und das Zusammenspiel der Botenstoffe im Körper. Zunächst wirkt Alkohol beruhigend und angstlösend, da die Wirkung bestimmter hemmender Botenstoffe (GABA) verstärkt wird. Im Falle von Alkoholmissbrauch und -abhängigkeit ergibt sich allerdings bei nachlassender Wirkung des Alkohols ein umgekehrter Effekt. Eine Erhöhung erregender Botenstoffe (Glutamat) tritt ein, was die Entwicklung von Angststörungen begünstigt oder bestehende Ängste verstärkt. Daher geraten viele Angstpatient*innen in einen Teufelskreis: Mehr oder weniger bewusst werden Ängste mit Alkohol betäubt, doch im Lauf der Zeit wird immer mehr Alkohol benötigt, um den angstlösenden Effekt zu erreichen, und es muss immer wieder getrunken werden, damit die angstlösende Wirkung nicht nachlässt. Dadurch wird die Angststörung verstärkt und der Weg in die Sucht geebnet. Da psychoaktive Drogen wie Marihuana, Amphetamine, Kokain, LSD und Opiate ebenfalls in die Hirnfunktionen eingreifen, werden auch hierdurch häufig Angststörungen ausgelöst oder bestehende Ängste verstärkt. Daher ist es nicht verwunderlich, dass im Verlauf von Entgiftungs- und Entwöhnungstherapien oft Angststörungen verstärkt hervortreten und mitbehandelt werden müssen.

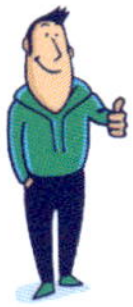

Tipps vom Anti-Angst-Coach:

- Ein guter Tropfen schadet nicht – solange es bei einem »Tropfen« bleibt. Trinken zur Betäubung von Ängsten schadet jedoch nicht nur der Gesundheit, sondern es verstärkt auch längerfristig Ängste und kann abhängig machen. Um Ängste abzubauen sollte kein Alkohol genutzt werden, besser ist eine aktive Angstbewältigung z. B. mithilfe von Konfrontationsübungen, Achtsamkeit, Entspannungsverfahren und sportlicher Betätigung.
- Sollte es ohne Alkohol kaum noch gehen, ist es höchste Zeit, sich kompetente Hilfe zu suchen. Selbsthilfegruppen wie die Anonymen Alkoholiker, Kreuzbund, Guttempler und Blaues Kreuz bieten Unterstützung für Betroffene und Angehörige an. Eine weitere Möglichkeit sind Suchberatungsstellen.

Informationen zu diesen Hilfsmöglichkeiten finden sich im Internet und können bei den örtlichen Gesundheitsämtern eingeholt werden.

Medikamente

Angstgefühle können durch die Nebenwirkungen mancher Medikamente ausgelöst oder verstärkt werden. Dies gilt besonders für Substanzen mit Wirkungen auf Psyche (z. B. Neuroleptika), Gehirn (z. B. Parkinson-Medikamente) und Nervensystem. Aber auch medikamentöse Beeinflussungen von Immunsystem (Antibiotika), Hormonsystem, Herz und Atmung können als Nebenwirkung Ängste erzeugen oder verstärken. Daher sollte der behandelnde Arzt konsultiert werden, falls der Verdacht derartiger Nebenwirkungen besteht.

Angstpatient*innen werden nicht selten Beruhigungs- und Schlafmittel verschrieben. Bei Schlaf- und Beruhigungsmitteln (Tranquilizer) ergibt sich eine ähnliche Gefahr wie bei Alkohol und Drogen. Während schwerwiegender Krisen und bei angemessener Handhabung haben diese Medikamente eine unbestreitbar positive Bedeutung. Falls Beruhigungsmittel und Schlaftabletten jedoch unbedacht, vorschnell und über eine zu lange Dauer eingenommen werden, treten schädliche Nebenwirkungen und Tablettenabhängigkeit auf. Angststörungen sollten daher nicht auf diese Weise behandelt werden. Vielmehr ist eine aktive Angstbewältigung notwendig, um das Problem nachhaltig zu lösen.

Antidepressiva

Anders sieht es bei Antidepressiva aus, bei denen eine Suchtgefahr in aller Regel nicht zu befürchten ist. Sie werden nicht nur bei Depressionen eingesetzt, sondern können auch angstdämpfend wirken. Sie können in Verbindung mit einer Psychotherapie eingesetzt werden, falls diese allein nicht zu Verbesserungen führen sollte. Gemäß der Leitlinie zur Behandlung von Angststörungen[4] ist die Wirksamkeit von Antidepressiva für folgende Störungen belegt:

- bei Panikstörung/Agoraphobie und bei sozialer Phobie u. a. Citalopram, Escitalopram, Paroxetin oder Sertralin
- bei generalisierter Angststörung u. a. Escitalopram oder Paroxetin
- Von der »Stiftung Warentest«[5] (2021) werden bei Angststörungen u. a. als »geeignet« bezeichnet: Citalopram, Clomipramin, Duloxetin, Escitalopram, Paroxetin, Sertralin und Venlafaxin.

Im Falle von spezifischen Phobien wird in der Leitlinie nur Psychotherapie ohne medikamentöse Behandlung empfohlen.

Die Einnahme von Antidepressiva sollte sorgfältig abgewogen werden, da unerwünschte Nebenwirkungen und ggf. Wechselwirkungen mit anderen Medikamenten auftreten können. Zu beachten ist, dass es zwei bis vier Wochen dauern kann, bis ein ausreichender Wirkspiegel aufgebaut ist und der angstlösende Effekt eintritt.

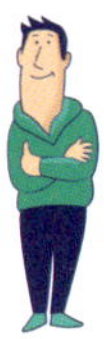

Tipps vom Anti-Angst-Coach:

- Falls bei Ängsten der Verdacht auf Medikamentennebenwirkungen besteht, sollte der Hausarzt zu Rate gezogen werden.
- Bei Medikamentenabhängigkeit gilt Ähnliches wie bei Alkohol und anderen Suchtstoffen. Um Ängste abzubauen, sollten keine Beruhigungsmittel (Tranquilizer) und Schlafmedikamente genutzt werden, besser ist eine aktive Angstbewältigung, z. B. mithilfe von Konfrontationsübungen, Achtsamkeit, Entspannungsverfahren und sportlicher Betätigung.
- Sollte es ohne Beruhigungs- und Schlafmittel kaum noch gehen, sollte der Hausarzt zu Rate gezogen werden.
- Antidepressiva können hilfreich sein, falls Psychotherapie nicht zeitnah verfügbar oder nicht ausreichend hilfreich ist. Sie können unter Umständen auch die Wirkung einer Psychotherapie unterstützen. Eine medikamentöse Mitbehandlung sollte sowohl mit Arzt/Ärztin als auch ggf. dem Pschotherapeuten/der Psychotherapeutin erörtert werden.

Erkrankungen

Herzerkrankungen, die beispielsweise Herzrhythmusstörungen oder Durchblutungsstörungen (Angina pectoris) verursachen, sind oft mit starken Ängsten verbunden, genauso wie Erkrankungen des Gehirns und des Nervensystems (Entzündungen, Tumore).

Die von der Schilddrüse gebildeten Hormone beeinflussen nicht nur viele Stoffwechselprozesse und Körperfunktionen, sondern auch das psychische Befinden. Sowohl depressive Verstimmungen und ständige Erschöpfung als auch innere Unruhe und Angstzustände können auf Unter- und Überfunktionen der Schilddrüse hinweisen. Manchmal stehen die psychischen Symptome so sehr im

Vordergrund, dass die zugrunde liegende Schilddrüsenfunktionsstörung übersehen wird. Daher sollten bei Angststörungen die Schilddrüsenwerte vom behandelnden Arzt kontrolliert werden.

Ängste aufgrund organischer Erkrankungen können eine Eigendynamik entwickeln. Ängstliche Selbstbeobachtung und »Angst vor der Angst« können dazu führen, dass eine Angststörung weiter bestehen bleibt, auch wenn die ursprüngliche Erkrankung abgeklungen ist.

Genetik

Untersuchungen zeigen, dass sich prinzipiell alle möglichen spezifischen Phobien durch die Prinzipien der klassischen Konditionierung und des Modelllernens konditionieren (also erzeugen) lassen. Interessanterweise eignen sich jedoch bestimmte Situationen, Objekte und Tiere besser als andere für die Entwicklung von Phobien. Beispielsweise entwickeln sich Tier-Phobien vor allem vor Ratten, Mäusen, Schlangen, Hunden und Spinnen. Bei anderen Tieren treten dagegen Phobien wesentlich seltener auf. Möglicherweise spielen entwicklungsgeschichtliche Erfahrungen der Menschheit eine Rolle, sodass eine gewisse Bereitschaft zur Entwicklung von Ängsten vor bestimmten Tieren angeboren sein könnte. Es wird hierbei von einem »genetisch vorbereiteten« Lernen gesprochen.

Die Erbanlagen haben aber nicht nur Einfluss darauf, welche Art von spezifischen Ängsten sich leichter entwickelt. Beispielsweise konnten Angelika Erhardt vom Max-Planck-Institut München und andere Forscher Hinweise dafür finden, dass genetische Faktoren an der Entstehung von Panikstörungen beteiligt sind. Es konnte ein Gen identifiziert werden, das in diesem Zusammenhang eine Rolle spielt[6]. Allerdings stehen die Forschungen hierzu erst am Anfang und lassen noch keine Schlussfolgerungen für die Therapie zu.

Individuelle Eigenheiten, soziale Einflüsse und genetische Faktoren wirken in komplexer Weise zusammen[7]. Daher geben die genetischen Einflüsse keinen Grund zum Pessimismus nach dem Motto: »Da kann man sowieso nichts machen.« Vielmehr weiß man heute, dass Veränderungen im Verhalten und Erleben sogar auf Erbinformationen zurückwirken können (Epigenetik). Immerhin machen die bisherigen Forschungsergebnisse verständlich, warum manche Menschen stärker zur Entwicklung von Angststörungen neigen als andere.

Fazit

Angststörungen können sich aufgrund verschiedener Faktoren entwickeln. Besonders starken Einfluss haben:

- Erlernen von Angstreaktionen durch klassische Konditionierung
- Modelllernen
- Stress und Traumatisierungen
- ängstigende Informationen
- Ängste aufgrund des Konsums von Alkohol und Drogen
- Nebenwirkungen von Medikamenten
- Ängste aufgrund organischer Erkrankungen und medizinischer Eingriffe
- erbliche Disposition

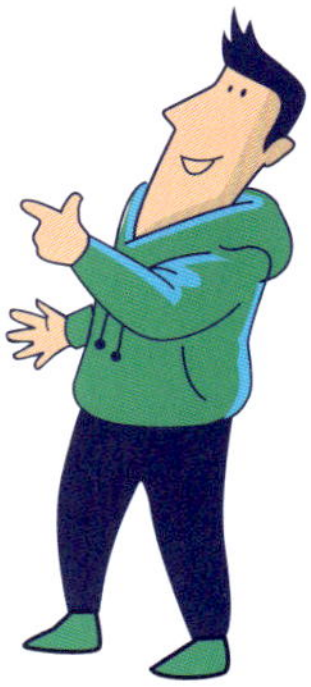

Angststörungen: Wenn Angst zur Dauerqual wird

Sehen wir uns als Nächstes einige verbreitete Angststörungen an – Sie können lernen, sie zu bewältigen!

Auch wenn das Phänomen der Angststörung schon lange bekannt ist, wurden erst im 20. Jahrhundert einheitliche diagnostische Begriffe geprägt, die sich in den heutigen international gebräuchlichen diagnostischen Manualen (ICD-10, ICD-11, DSM-5) finden. Bis dahin existierten viele verschiedene Begriffe für nicht klar definierte Angststörungen.[8]

Das Klassifikationssystem ICD-10 (International Classification of Diseases), das 2000 in Deutschland eingeführt wurde, beinhaltet fünf Arten von Angststörungen. Ab 2022 erfolgt eine Umstellung auf ICD-11, wonach folgende Diagnosen vergeben werden können:

- generalisierte Angststörung
- Panikstörung
- Agoraphobie
- soziale Angststörung
- spezifische Phobie
- Trennungsangststörung

Generalisierte Angststörung (GAS)

Die generalisierte Angststörung gilt als die häufigste Angsterkrankung. Durch ihren unspezifischen, allgemeinen und alle Lebensbereiche betreffenden Charakter unterscheidet sie sich sowohl von den spezifischen Phobien als auch von der Panikstörung. Während sich die spezifischen Phobien in aller Regel auf relativ eng umrissene Situationen, Objekte oder Tiere beziehen, geht es bei der generalisierten Angststörung (GAS) um unrealistische, langanhaltende oder sogar permanente Sorgen und Ängste, die sich auf vielfältige Aspekte des Lebens beziehen. Im Unterschied zur Panikstörung entwickelt sich die GAS meist langsam und hat keinen »anfallartigen« Charakter. GAS-Patient*innen machen sich fast den ganzen Tag Sorgen und leiden unter verschiedensten Ängsten. Obwohl kein tatsächlicher Anlass gegeben ist, beschäftigen sie sich mit ängstlicher Besorgtheit z. B. damit, ob die Kinder auch heil zur Schule kommen, ob Familienangehörige schwer erkranken könnten, ob der Ehepartner einen schweren Autounfall erleiden könnte oder ob sie von Vorgesetzten und Kollegen abgelehnt werden könnten. Im Grunde bieten alle Ereignisse, insbesondere Situationen, die nicht völlig geklärt sind, Anlass zu ängstlichen und sorgenvollen Grübeleien.

Die chronische ängstliche Besorgtheit steht im Zusammenhang mit einer Vielzahl seelischer und körperlicher Symptome: Ruhelosigkeit, Schlafstörungen, Konzentrationsstörungen, leichter Erschöpfbarkeit, Reizbarkeit, Muskelverspannungen, Schwitzen, Herzrasen, Magen- und Darmbeschwerden, Übelkeit, Luftnot oder Schwindel.

Meist fällt die Störung erst im frühen Erwachsenenalter auf. Viele Patient*innen berichten jedoch davon, dass sie bereits in der Kindheit und Jugend sehr ängstlich und angespannt waren. Von einer GAS wird dann ausgegangen, wenn die oben genannten Symptome länger als sechs Monate anhalten. Etwa vier bis sieben Prozent leiden einmal in ihrem Leben unter einer GAS, Frauen etwas häufiger als Männer.

Mithilfe des Arbeitsbogens im Anhang (Seite 136) können angstauslösende Situationen festgehalten und die jeweiligen Angststärken eingeschätzt werden.

Panikstörung

Treten wiederholt unerwartet Angstattacken auf, die nicht durch bestimmte Situationen oder auslösende Reize hervorgerufen werden, spricht man von Panikattacken. Da sie für die Betroffenen nicht vorhersehbar sind, kann ihnen nicht ausgewichen werden. Sie »brechen« plötzlich über die Patient*innen herein. Innerhalb weniger Minuten kann sich die auftretende Angst immer stärker steigern, sodass schließlich ein kaum erträglicher Zustand von Panik erlebt wird.

Hierbei tritt in aller Regel eine Vielzahl von als bedrohlich erlebten körperlichen und psychischen Symptomen auf, wie Herzrasen, Atemnot, Schwindel oder Erstickungsgefühle. Meist steigert sich die Panik derart, dass Todesängste auftreten. In diesen Zuständen werden häufig Notärzt*innen gerufen, die dann jedoch keine Organerkrankung feststellen können. Der Panikanfall klingt in aller Regel schnell wieder ab. Der Zeitabstand bis zum nächsten Vorfall kann unterschiedlich lang sein. In dieser Zeit schwanken die Patient*innen oft zwischen der Hoffnung, die Angst sei endlich überwunden, und einer tiefsitzenden Erwartungsangst, jederzeit wieder einen Anfall erleiden zu können. Es kommt zu einer »Angst vor der Angst«, die sich derart steigern kann, dass sich hieraus ein erneuter Panikanfall entwickelt.

Die Panikanfälle und die wachsende Angst vor neuen Anfällen führen meist zu Vermeidungsverhalten. Panikpatient*innen ziehen sich zunehmend zurück, da die Vorstellung, einen Panikanfall in der Öffentlichkeit zu erleiden, zusätzliche Angst erzeugt. Es werden auch körperliche Anstrengungen wie Sport, Treppensteigen, Wanderungen, Saunabesuche oder sexuelle Aktivitäten gemieden, da die dabei auftretenden Körperreaktionen als beängstigend erlebt werden. Schließlich trauen sich Panikpatient*innen u. U. kaum noch etwas zu und sind in ihrem Alltag schwer eingeschränkt.

Folgende Schweregrade werden unterschieden:

- leichte Panikstörung: weniger als 4 Panikattacken in 4 Wochen
- mittelgradige Panikstörung: mindestens 4 Panikattacken in 4 Wochen

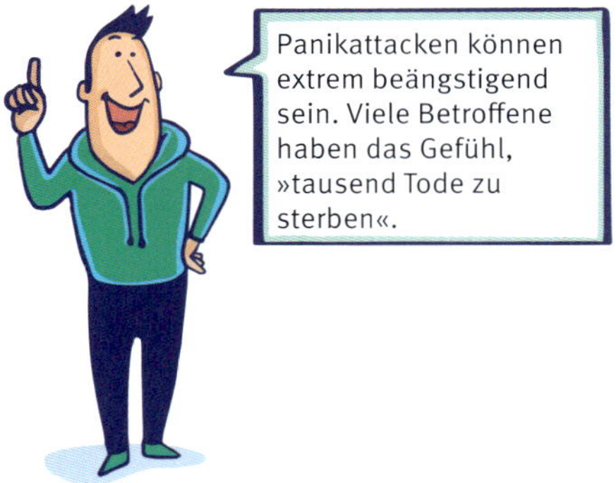
Panikattacken können extrem beängstigend sein. Viele Betroffene haben das Gefühl, »tausend Tode zu sterben«.

- schwere Panikstörung: mindestens 4 Panikattacken pro Woche über einen Zeitraum von 4 Wochen

Etwa 2 Prozent der Erwachsenen in Deutschland sind im Laufe eines Jahres von einer Panikstörung betroffen, Frauen häufiger als Männer.

Agoraphobie

Das altgriechische Wort »agora« legt nahe, dass es bei der Agoraphobie um eine Angst vor großen, offenen Plätzen geht. Aus diesem Grund wird diese Angst auch als »Platzangst« bezeichnet. Allerdings bezieht sich die Angst bei Agoraphobie nicht nur auf große Plätze, sondern auf verschiedene öffentliche Orte und Menschenansammlungen. Es geht vor allem um Orte und Situationen, in denen in der Vorstellung der Betroffenen eine schnelle Flucht nur schwer möglich oder keine als notwendig angesehene Hilfe sofort verfügbar wäre. Typische Situationen, auf die Agoraphobiker*innen mit Angst reagieren, sind:

- allein außer Haus gehen
- Aufenthalt auf großen Plätzen
- Menschenmengen
- in einer Schlange stehen
- Brücken
- Fahren mit öffentlichen Verkehrsmitteln

Es besteht oft ein Zusammenhang zwischen Panikanfällen und Agoraphobie. So ist es nach einem Panikanfall in einem Kaufhaus leicht möglich, dass auch die Vorstellung, in ein Kaufhaus zu gehen, bereits Angst auslöst. Darüber hinaus entstehen oft Fantasien, dass es beschämend sein könnte, in der Öffentlichkeit einen Panikanfall, eine Ohnmacht oder etwas Ähnliches zu erleiden, plötzlich im Mittelpunkt des Interesses vieler Menschen zu stehen, die »schlecht« über einen denken könnten. Auch die Vorstellung, nicht jeder Zeit einen Ort schnellstmöglich verlassen zu können (zum Beispiel Kino, Konzert, Theater) und dem Panikanfall hilflos ausgesetzt zu sein, kann neue Ängste produzieren. So entsteht eine »Angst vor der Angst«, die sich zunehmend verschlimmern kann.

Auf diese Weise können erhebliche Einschränkungen der Lebensführung eintreten. So werden bestimmte Orte und Situationen nicht mehr oder nur in Begleitung aufgesucht. Alltägliche Tätigkeiten erscheinen ohne Begleitung unmöglich. Die Agoraphobie und das damit verbundene Vermeidungsverhalten können sich derart steigern, dass Betroffene das Haus kaum mehr allein verlassen.

Den meisten Agoraphobiker*innen ist es jedoch möglich, die gefürchteten Situationen in Begleitung vertrauter Menschen zumindest teilweise zu ertragen. Manche haben auch individuelle »Anti-Angst-Strategien« entwickelt, die ihnen helfen, die Angst zu reduzieren. Typisch sind Beruhigungsmedikamente, Telefonnummern »für den Notfall« und das Handy immer in Griffweite.

Agoraphobie tritt im Laufe eines Jahres bei etwa 4 Prozent der Bevölkerung auf, bei Frauen häufiger als bei Männern. Mithilfe des Arbeitsbogens im Anhang (Seite 136) können angstauslösende Situationen festgehalten und die jeweiligen Angststärken eingeschätzt werden.

Soziale Phobie

Menschen, die unter einer Sozialphobie leiden, erleben übermäßige Ängste in zwischenmenschlichen Situationen, besonders dann, wenn sie sich im Mittelpunkt der Aufmerksamkeit anderer erleben. Besonders gefürchtete Situationen sind Sprechen in der Öffentlichkeit, öffentliches Schreiben (z. B. Formulare), Essen in einem Restaurant, Benutzung einer öffentlichen Toilette, Betreten eines Raumes, in dem sich bereits Leute aufhalten. Auch die Begegnung mit bestimmten Personen oder überhaupt mit Menschen kann angstauslösend wirken.

Es kommt meist zu einem Vermeidungsverhalten, dass zu Rückzug und unter Umständen zu Isolation von anderen Menschen führt. Ein weniger ausgeprägtes Vermeidungsverhalten kann auch darin bestehen, dass kaum Gespräche gesucht, Blickkontakt gemieden und Menschengruppen ausgewichen wird. Es wird befürchtet, sich zu blamieren oder peinlich aufzufallen. Auch die Vorstellung, dass andere Anzeichen von Angst entdecken könnten (Erröten, Zittern, Schwitzen, Kurzatmigkeit), löst Angst vor Beschämung aus. Die Angst davor, dass andere Angst bemerken und man dadurch in eine peinliche Situation geraten könnte, führt zu einem sich selbst verstärkenden Kreislauf. Körperliche Symptome wie Erröten, Zittern, Herzrasen, Schwitzen, Atemnot, Verkrampfung, Sprechhemmung, Schwindelgefühle, Durchfall, Harndrang, Kopf- und Magenschmerzen, Übelkeit treten mit der Angst auf und verstärken diese.

Etwa zwei Prozent der Bevölkerung leiden an einer sozialen Phobie, Frauen fast doppelt so häufig wie Männer. Der Beginn ist meist im Jugend- und jungen Erwachsenenalter. Schüchternheit ist nicht zu verwechseln mit Sozialphobie, bei der die Einschränkungen und Belastungen des Lebens ungleich schwerer sind. Eine Kombination mit anderen psychischen Störungen tritt sehr häufig auf. Dabei geht es um andere Angststörungen, Essstörungen oder Suchterkrankungen. Depressionen sind bei etwa 50 Prozent der Sozialphobiker*innen festzustellen.

Mithilfe des Arbeitsbogens im Anhang (Seite 136) können angstauslösende soziale Situationen festgehalten und die jeweiligen Angststärken eingeschätzt werden.

Spezifische Phobien

Menschen, die unter einer spezifischen Phobie leiden, reagieren mit unangemessen starken Ängsten auf klar umschriebene Situationen und/oder Objekte. Die Phobien können sich auf die unterschiedlichsten Lebensbereiche beziehen:

- natürliche Umgebung: u. a. Tiere, Gewitter, Wasser;
- Verletzungen, medizinische Eingriffe: Blut, Spritzen, Ärzte, Untersuchungen, Operationen;
- Situationen: Auto fahren, Fliegen, Aufenthalt auf hohen Brücken und Türmen, Aufzug fahren, Tunnel, enge Räume.

Ängste treten nicht nur bei der Konfrontation mit den gefürchteten realen Situationen, Objekten oder Tieren auf. Vielmehr reicht die Erwartung einer Begegnung oder die Vorstellung davon für die Auslösung von Angstreaktionen aus. Dementsprechend kommt es bei spezifischen Phobien in aller Regel zu folgenden Phänomenen:

- Sowohl die tatsächliche als auch die fantasierte Konfrontation mit gefürchteten Situationen, Objekten oder Tieren führen zu Angstreaktionen. Dabei treten körperliche Veränderungen wie Herzklopfen, Schwitzen, muskuläre Anspannungen und Zittern auf.
- Die Betroffenen bemühen sich meist um eine Vermeidung der befürchteten und ähnlicher Situationen.
- Das Angsterleben und das Vermeidungsverhalten können auf die Dauer zu Beeinträchtigungen der Alltagsbewältigung und der Lebensqualität führen.

Es hängt von der Art der spezifischen Phobie ab, ob bzw. wie stark die Bewältigung des Alltags beeinträchtigt wird. Zu Beginn des Buches wurde über einen Taxifahrer berichtet, der nach einem Bagatellunfall eine Autofahr-Phobie entwickelte. Aus dieser Angststörung ergaben sich schwerste Belastungen im beruflichen und auch im privaten Bereich. Schließlich konnte er seinen Beruf nicht mehr ausüben.

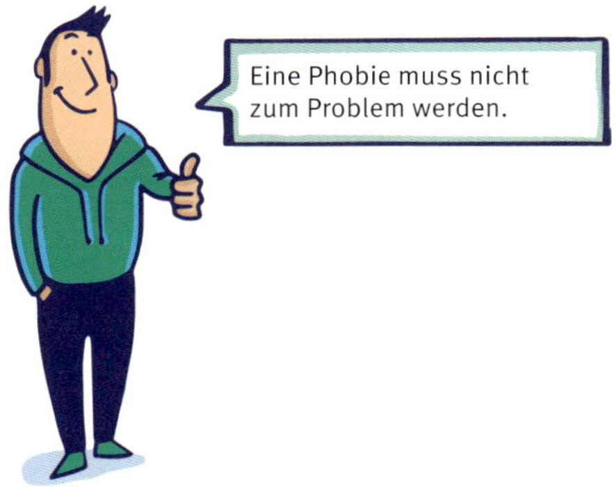

Aber es gibt auch Menschen, die jahrzehntelang unter einer spezifischen Phobie leiden, ohne dass ihre Lebensgestaltung dadurch beeinträchtigt wird. So leiden viele Menschen unter Angst vor dem Fliegen und sie meiden dementsprechend Flugreisen. Solange sie nicht beruflich dazu gezwungen sind, ein Flugzeug zu benutzen, und sich auch keine Flugreisen wünschen, hat diese eng begrenzte Phobie kaum Auswirkungen auf ihr Alltagsleben.

Etwa zehn Prozent der Bevölkerung entwickeln im Laufe des Lebens eine oder mehrere spezifische Phobien. Mithilfe des Arbeitsbogens im Anhang (Seite 136) können angstauslösende Situationen festgehalten und die jeweiligen Angststärken eingeschätzt werden.

Trennungsangststörung

In der Kindheit sind Trennungsängste normal. Im Kern sichert es das Überleben von kleinen Kindern, wenn sie bei Trennungen von den Bezugspersonen Angst zeigen und weinen, denn allein sind sie hilflos und Gefahren schutzlos ausgesetzt. Bezugspersonen werden dann aufmerksam und kümmern sich meist um die Kinder. Bei gesunder Entwicklung lernen Menschen mit zunehmendem Alter, mit Trennungen und Trennungsangst umzugehen.

Aber auch Erwachsene können unter derart starken Trennungsängsten leiden, dass von einem Störungsbild auszugehen ist. Diese Erkenntnis ist relativ neu, weshalb sich die Diagnose erst in der 2022 eingeführten »Internationalen statistischen Klassifikation der Krankheiten« ICD-11 auch für Erwachsene stellen lässt.

Während es bei der Angst von Kindern vor allem um die Trennung von den Eltern geht, bezieht sich die Angst im Erwachsenenalter vorwiegend auf die Trennung vom Partner, von Familienmitgliedern oder Freunden. In etwa einem Drittel der Fälle wurde das Störungsbild in der Kindheit nicht überwunden und setzt sich im Erwachsenenalter fort. Bei zwei Dritteln tritt diese Angststörung erst im Erwachsenenalter in Erscheinung. Mehr Frauen als Männer sind betroffen.

Beziehungen scheitern häufig aufgrund von übermäßig anklammerndem Verhalten und Eifersucht, sodass die Mehrzahl der Betroffenen allein lebt. Aber auch das Verharren in einer für die Betroffenen destruktiven Beziehung aus Angst vor Alleinsein stellt ein Problem dar. Ebenfalls kann die Lösung von den Eltern misslingen, weshalb auch im Erwachsenenalter keine eigene Wohnung gesucht wird.

Damit die Diagnose bei Erwachsenen gestellt werden kann, muss die Trennungsangst mindestens 6 Monate anhalten. Mithilfe des Arbeitsbogens im Anhang (Seite 136) können angstauslösende Situationen festgehalten und die jeweiligen Angststärken eingeschätzt werden.

Da das Störungsbild der Trennungsangststörung bei Erwachsenen erst seit kurzem in den Blickpunkt der Wissenschaft gerückt ist, gibt es bisher kaum Studien zu einem spezifischen therapeutischen Vorgehen. Das therapeutische Vorgehen orientiert sich an den Erfahrungen im Bereich der sozialen Ängste und der generalisierten Angststörung.

Was die Angst aufrechterhält und verschlimmert

Häufig reagieren Menschen auf Ängste mit Vermeidungsverhalten – das hat aber leider einen angstverstärkenden Effekt!

Tatsächliche oder vermeintliche Gefahren aus Angst zu vermeiden, liegt nahe und ist verständlich. Vermeidungsverhalten spielt allerdings eine zentrale Rolle für das Bestehenbleiben unrealistischer Ängste und die Entwicklung von Angststörungen.

Vermeidungsverhalten

Die geschilderte klassische Konditionierung (Seite 30), Modelllernen (Seite 33), Stress und Traumatisierungen (Seite 33) sind neben den weiteren im Kapitel »Ursachen für Angststörungen« (Seite 30) genannten Faktoren als Auslöser für Angststörungen anzusehen. Diese Phänomene erklären jedoch nicht, warum Angststörungen fortbestehen oder sich häufig sogar verschlimmern. Eigentlich ist zu erwarten, dass Ängste vor im Grunde harmlosen Situationen mit der Zeit abklingen. Dies ist in aller Regel jedoch nicht der Fall. Vielmehr neigen Angststörungen dazu, sich auf andere Bereiche auszudehnen und sich mit der Zeit zu verstärken (s. Beispiel des kleinen Albert, Seite 30).

Hierfür ist vor allem das meist spontan gezeigte Vermeidungsverhalten verantwortlich. Auf den an sich harmlosen Angstreiz (z. B. kleine Spinne) wird genauso wie auf eine reale Gefahrensituation reagiert. Daher wird versucht, der Konfrontation mit dem harmlosen Reiz (also z. B. der kleinen Spinne) auszuweichen.

Das Vermeidungsverhalten hat wichtige lernpsychologische Konsequenzen: Wenn die Konfrontation mit dem angstbesetzten Reiz befürchtet wird, kommt es zu einem Anstieg der erlebten Angst. Wird dann die ängstigende Situation vermieden, klingt die Angst relativ rasch wieder ab. Dies wird als Erleichterung erlebt.

Aus der Lernpsychologie ist das Phänomen bekannt, dass Verhaltensweisen verstärkt auftreten, wenn sie belohnt werden. So kann man beispielsweise einem Hund kleine Kunststücke beibringen, indem man ihm jeweils unmittelbar, nachdem er das gewünschte Verhalten gezeigt hat, einen Leckerbissen gibt. Dieses Lernprinzip wird als »operante Konditionierung« bezeichnet.

Auf ähnliche Weise wird das Vermeidungsverhalten durch das rasch einsetzende Abklingen der Angst belohnt (siehe Abbildung »Angstkurve«, Seite 57). Es erfolgt also eine »Verstärkung« des Vermeidungsverhaltens aufgrund der Verminderung der erlebten Angst. Diese sich im Laufe der Zeit sehr häufig wiederholende Konditionierung des Vermeidungsverhaltens führt zu einer zunehmenden Festigung. Das Vermeidungsverhalten wird immer ausgeprägter und Veränderungen werden dementsprechend immer schwieriger. Die Konditionierung verstärkt das Vermeidungsverhalten und führt zu einer Aufrechterhaltung und Verfestigung der Angststörung.

Angst vor körperlichen Aktivitäten und Sport

Das Vermeidungsverhalten kann auch dazu führen, dass körperliche Aktivitäten und Sport eingeschränkt werden. Im Falle von sozialen Ängsten werden nicht selten Verabredungen zum Sport und die Teilnahme an Vereinsaktivitäten oder der Besuch im Fitnessstudio vermieden. Erschwerend kommt hinzu, dass Angstsymptome oft als körperliche Warnsignale fehlgedeutet werden. Es kommt zu ängstlicher Selbstbeobachtung und der Überzeugung, körperlich nicht belastbar oder krank zu sein. Dies führt in einen Teufelskreis, da der Trainingsmangel zu einem Rückgang der Kondition führt. Bereits leichte Anstrengungen oder Aufregungen führen dann beispielsweise zu Herzklopfen und Kurzatmigkeit. Hierauf wird dann wiederum mit Angst und ängstlicher Selbstbeobachtung reagiert: Die Spirale dreht sich abwärts.

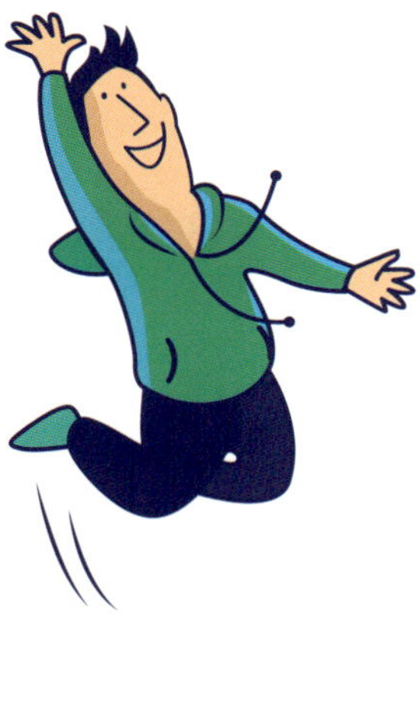

Umgekehrt gilt: Wer körperlich aktiv ist und Sport treibt, bekommt mit der Zeit auch eine bessere Fitness. Beispielsweise arbeitet das Herz-Kreislauf-System ökonomischer und der Ruhepuls ist niedriger. Bei Ängsten steigen Herzfrequenz und Blutdruck nicht so stark an. Untersuchungen zeigen bei trainierten Menschen im Vergleich zu untrainierten in Angst- und Stresssituationen eine verminderte Ausschüttung von Stresshormonen (Cortisol) und weniger starke Herzkreislaufreaktionen. Die körperliche Fitness ist daher eine Art Puffer, der die Angstbewältigung unterstützen kann. Außerdem wächst das Selbstvertrauen, was insbesondere bei körperbezogenen Ängsten und Panikstörungen wichtig ist.

Hinzu kommt, dass bei Ausdauersport körpereigene Substanzen erzeugt werden, die gute Gefühle hervorrufen. »Wohlfühlhormone« wie Serotonin, Dopamin und körpereigene Cannabinoide erhöhen das Wohlbefinden und lassen Ängste kleiner erscheinen. Es spricht also alles für sportliche Betätigung!

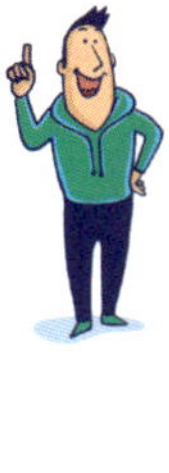

Tipps vom Anti-Angst-Coach:

Kleine Schritte: Viele Menschen neigen dazu, sich zu überfordern. Besser ist es, mit kleinen Schritten zu beginnen und die körperliche Fitness mit der Zeit zu verbessern.

Hilfreich ist oft die Einstellung: »Ich fange erst einmal an, dann schaue ich weiter!« Dadurch lässt sich ein innerer Widerstand abbauen, der entsteht, wenn man sich zu viel vornimmt.

Denken Sie an die Vorteile: Es kann eine Motivationshilfe sein, sich an die guten Gefühle zu erinnern, die bei und nach sportlicher Aktivität aufgetreten sind, um den »inneren Schweinehund« zu überwinden.

Geteilter Sport ist doppelte Motivation: Sport mit anderen zu treiben, macht meistens besonders viel Spaß. Hinzu kommt eine größere Verbindlichkeit, wenn Sie sich mit anderen verabreden. Gespräche und Spaß helfen, Angstgedanken nicht so ernst zu nehmen und von ängstlicher Selbstbeobachtung wegzukommen.

Angst und Depression: häufig Hand in Hand

Insbesondere bei sozialen Ängsten führt das Vermeidungsverhalten zu einer Verringerung sozialer Kontakte. Auch bei Panikattacken ziehen sich viele Menschen zurück, da sie Angst davor haben, dass andere eine Art Zusammenbruch bei ihnen miterleben könnten. Daraus entwickelt sich meistens eine Agoraphobie mit Panikattacken. Es kommt zu Rückzug und dem Verlust von sozialen Aktivitäten wie Treffen mit Verwandten und Freunden. Konzerte, Theater und Feste werden oft ebenfalls gemieden. Das Leben wird mit der Zeit immer eintöniger und deprimierender.

Rückzugsverhalten ist ein wichtiger Risikofaktor für die Entwicklung depressiver Verstimmungen. Diese verstärken wiederum Vermeidungsverhalten und Rückzug, da sie mit Antriebsschwäche verbunden sind. Depressive grübelnde Gedanken vermindern das Selbstvertrauen und verstärken Ängste. Umgekehrt begünstigen depressive Verstimmungen die Entwicklung von Angststörungen.

Daher ist es wichtig, möglichst frühzeitig etwas für konstruktive Angstbewältigung zu tun. Dann kann man noch am leichtesten gegensteuern und der Entwicklung zusätzlicher psychischer Probleme und einer Chronifizierung vorbeugen. Dasselbe gilt für beginnende Depressionen.

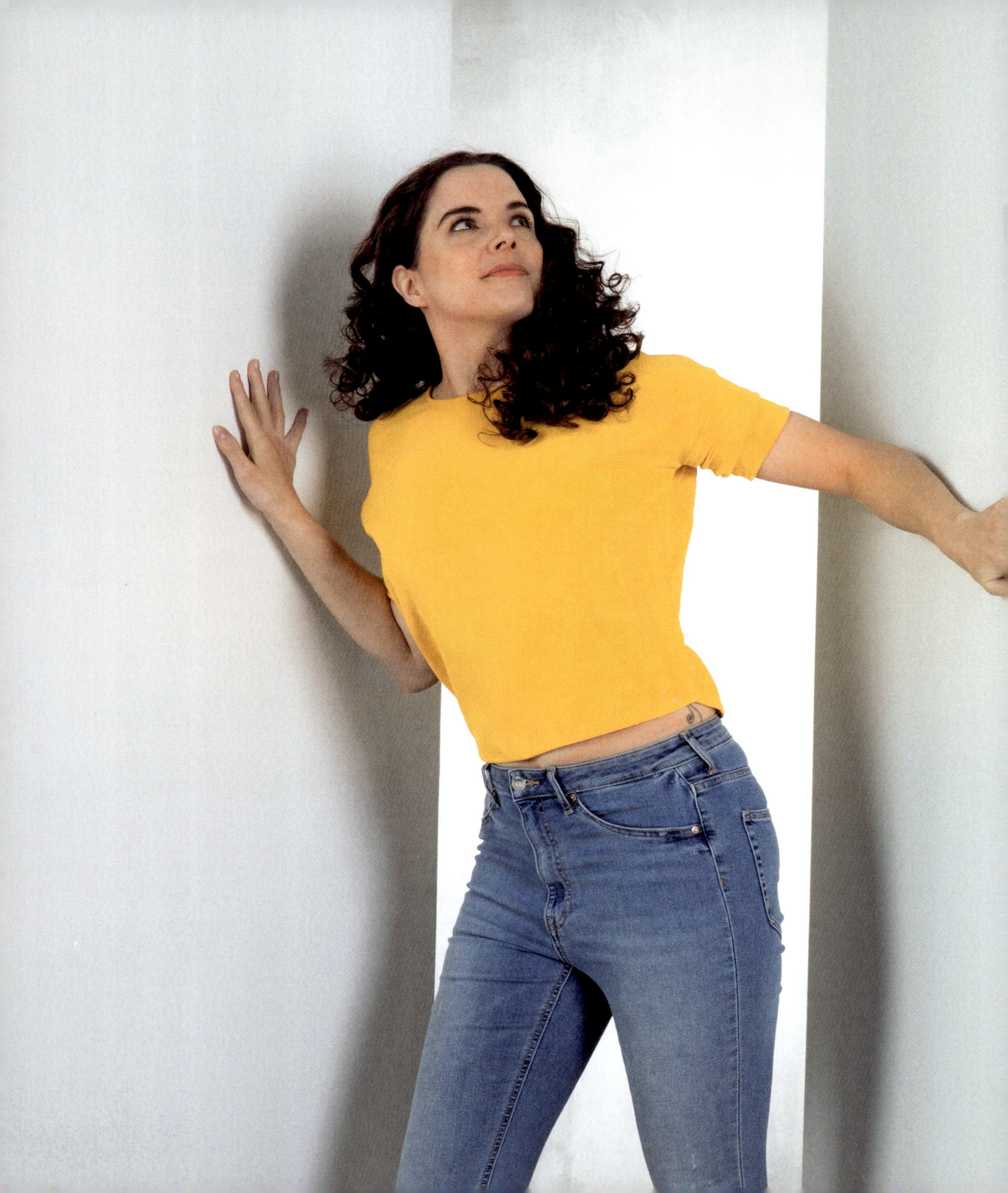

Angst bewältigen lernen

Jetzt geht es der Angst an den »Kragen«: Befassen wir uns mit den Möglichkeiten, ihr die Macht zu nehmen.

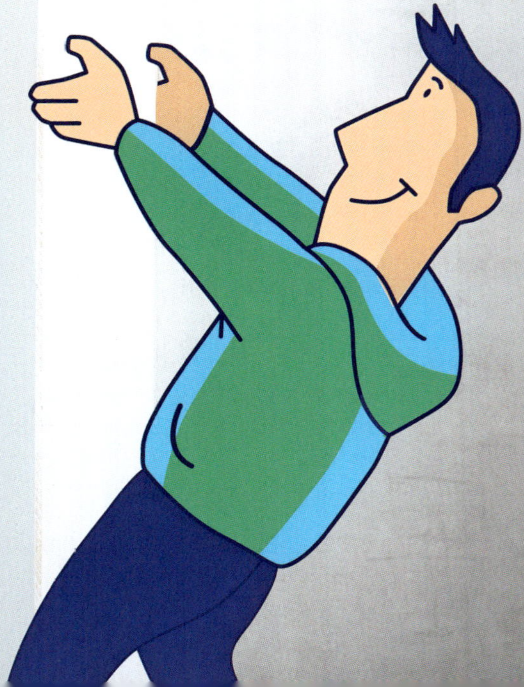

Wo die Angst ist, ist der Weg

Sind Sie bereit, Ihren Ängsten entgegenzutreten, anstatt sich weiter in die Vermeidung zu flüchten? Dann lesen Sie weiter.

Haben Ihre Ängste eine realistische Basis und dienen sie letztlich der Lebenserhaltung? Oder geht es um quälende, unrealistische Ängste, die zu Einschränkungen der Lebensqualität führen oder sogar Menschen zur Verzweiflung treiben können? Falls unrealistische Ängste ein gewisses Maß überschreiten, ist von einer Angststörung auszugehen; insbesondere, wenn Vermeidungsverhalten zu Einschränkungen der Lebensgestaltung führt, sodass es beispielsweise unmöglich erscheint, einen Fahrstuhl zu benutzen, mit dem Bus zu fahren oder alleine einkaufen zu gehen. Angststörungen erschweren das Leben und führen zu Unfreiheit und stark beeinträchtiger Lebensqualität.

Die Grenzen zwischen einer leichteren Befindlichkeitsstörung aufgrund von unrealistischen Ängsten und einer Angststörung sind fließend. Häufig treten zunächst leichtere unrealistische Ängste auf. Bleiben diese unbehandelt, neigen sie zur Chronifizierung. Das heißt, die Ängste werden immer schwerer handhabbar. Außerdem nehmen unbehandelte unrealistische Ängste in ihrer Intensität meist zu und dehnen sich auf andere Bereiche aus.

Um es in einem Bild auszudrücken: Wenn ein Steinbrocken an einem Abhang angestoßen wird, beginnt er zunächst langsam, den Berg hinunterzurollen. Falls er nicht angehalten wird, beschleunigt er jedoch sein Tempo und rollt immer schneller hinab. Je schneller er rollt, desto schwerer ist er anzuhalten und desto mehr andere Steine reißt er mit.

So ähnlich ist es bei Angststörungen auch: Im Anfangsstadium lassen sie sich meist mit relativ geringem Aufwand abbauen. Deshalb sollte möglichst keine Zeit verloren und mit der aktiven Bewältigung von Ängsten sofort begonnen werden. Ausgehend von den bisher gegebenen Informationen und den Beschreibungen in den Fallbeispielen werden in den folgen-

Irgendwann lässt sich der Steinschlag nicht mehr aufhalten.

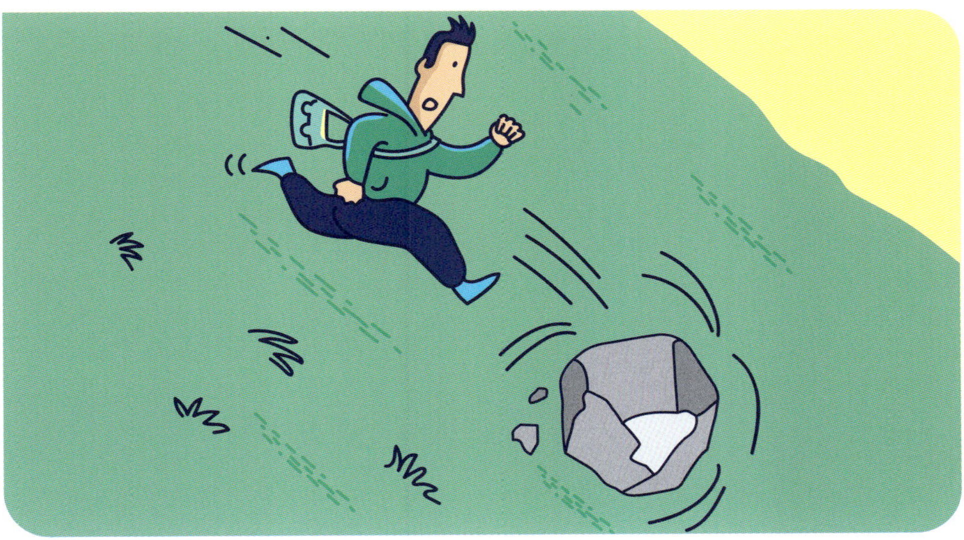

den Kapiteln konkrete Möglichkeiten zur aktiven Bewältigung von unrealistischen, die Lebensqualität einschränkenden Ängsten und Angststörungen vorgestellt.

Falls die Ängste jedoch schon seit vielen Jahren mit hoher Intensität bestehen, sich auf viele Lebensbereiche ausgedehnt haben und ein ausgeprägtes Vermeidungsverhalten vorliegt, ist die Bewältigung entsprechend aufwendiger. Aber auch in diesen Fällen gibt es effektive Hilfen, wobei allerdings ein ausschließlicher Selbsthilfeversuch möglicherweise nicht ausreichen wird, um eine Besserung zu erreichen. In diesen Fällen ist es empfehlenswert, sich in Psychotherapie zu begeben. Bei Angststörungen haben sich vor allem verhaltenstherapeutische Ansätze bewährt. Dementsprechend ist das Aufsuchen von verhaltenstherapeutisch ausgebildeten psychologischen oder ärztlichen Psychotherapeut*innen zu empfehlen. Kontaktdaten finden sich in den »Gelben Seiten« und im Internet. Außerdem geben die Kassenärztlichen Vereinigungen und die Psychotherapeutenkammern Auskunft.

Die hier gegebenen Informationen und Übungsvorschläge können helfen, unrealistische Ängste aus eigener Kraft zu bewältigen. Sie können aber auch eine laufende Verhaltenstherapie deutlich in ihrer Effektivität unterstützen. Nach Beendigung der Einzeltherapie kann die Fortsetzung der hier beschriebenen Übungen dazu beitragen, Rückfälle zu vermeiden.

Vermeidungsverhalten führt – wie geschildert – zu einer Aufrechterhaltung und Verstärkung der erlernten Angststörung. Allerdings können die konditionierten Angstreaktionen auch wieder abgebaut werden. Dieser Vorgang wird in der Lernpsychologie als »Löschung« bezeichnet. Eine Löschung der Angstreaktion wurde bereits am Beispiel der Spinnenangst beschrieben. Da der Vater seine Tochter auch nach der »konditionierten Angstreaktion« weiter mit Spinnen konfrontierte und dabei ruhig und gelassen blieb, klang die Angstreaktion bei dem Mädchen mit der Zeit mehr und mehr ab. Die Konditionierung wurde schwächer, da kein erneuter angstauslösender Reiz (z. B. lautes, panikartiges Erschrecken eines Erwachsenen) auftrat. Das Mädchen begann wieder zu lernen, dass Spinnen nicht mit bedrohlicher Gefahr verbunden, sondern harmlose kleine Lebewesen sind.

Dieser Vorgang des Verlernens von Angst wird als »Habituation« bezeichnet. Der

Lernvorgang der Habituation setzt immer dann ein, wenn sich jemand mit einem zunächst angstauslösenden, aber harmlosen Reiz (Situation, Tier) konfrontiert. Es kommt hierbei zu einem typischen Verlauf der Angst. Zunächst steigt sie bis zu einem bestimmten Ausmaß an. Wenn die Konfrontation mit dem zwar ängstigenden, aber harmlosen Reiz weiter aufrechterhalten wird, klingt sie wieder ab. Nach einer mehr oder weniger langen Zeitspanne wird keine Angst oder nur noch wenig erlebt. Es ist eine Gewöhnung eingetreten.

Der typische Verlauf der »Angstkurve« ergibt sich aus folgendem Grund: Zunächst löst beispielsweise eine Spinne die konditionierte Angstreaktion aus. Falls das Mädchen (im erwähnten Beispiel) nicht wegläuft, sondern in der Situation bleibt, wird sie feststellen, dass nichts Schreckliches geschieht. Da die Angstreaktion keine Nahrung erhält, beginnt sie nach einer gewissen Zeit abzuklingen, bis es schließlich langweilig wird, mit dem kleinen Tier in der Nähe herumzusitzen.

Verlauf der Angst: Befürchtung einer ungebremsten Steigerung und tatsächlicher Verlauf

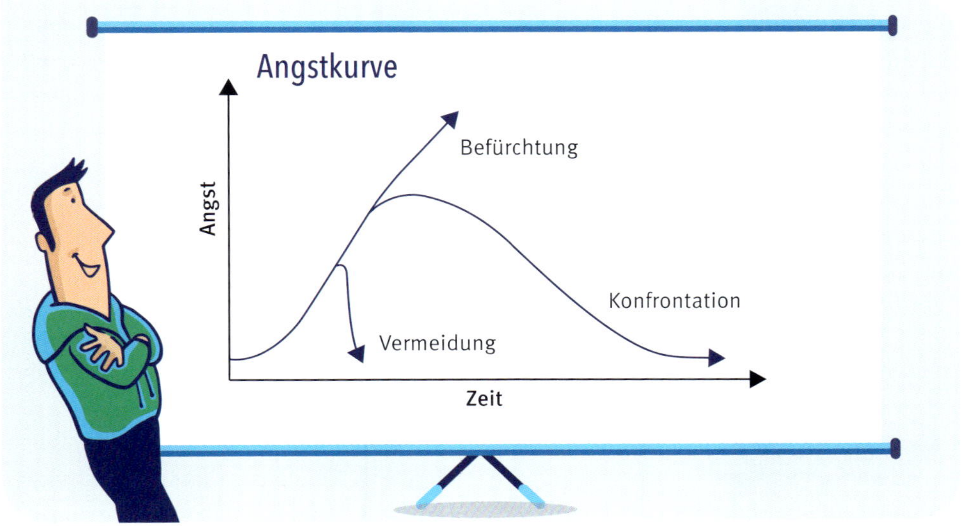

Allerdings können sich Angstpatient*innen zunächst nicht vorstellen, dass die Angst von allein wieder abklingen wird. Vielmehr wird befürchtet, dass sie sich bei einer Konfrontation endlos steigern würde. Diese unrealistische Vorstellung erzeugt zusätzlich eine Angst vor der Angst. Daher ist es wichtig, dass Betroffene diese Informationen über den Verlauf der Angstreaktion erhalten, um Vertrauen in die eigene Widerstandskraft aufzubauen und unrealistische Katastrophisierungen abzubauen. So wird es vielen Angstpatient*innen überhaupt erst möglich, sich auf die notwendige Konfrontation mit ängstigenden Situationen einzulassen. Die hilfreiche Einstellung, um sich mit Ängsten zu konfrontieren, kann durch den Vorsatz gefestigt werden: »Ich bin gesund genug, es auszuhalten.« Der Angstabbau ist nicht zum Nulltarif zu haben. Aber wenn jemand weiß, dass die Konfrontation aushaltbar ist, und darauf vertraut, wird die Befreiung von unrealistischen Ängsten durch wiederholte Konfrontationen möglich.

Der Prozess der Habituation, also der Gewöhnung, kann unterschiedlich lange dauern. Bei noch »frischen« Angststörungen, die noch nicht durch lange Dauer und Vermeidungsverhalten verfestigt sind, kann dieser Gewöhnungsprozess innerhalb von Minuten erfolgen. Deshalb wird z. B. Reitschülern, die vom Pferd gefallen sind, meist der Rat gegeben, gleich wieder aufzusteigen und weiterzureiten (sofern sie sich nicht verletzt haben). Bei jahrelang bestehenden Angststörungen kann es jedoch deutlich länger dauern, bis unangemessen starke Ängste vor harmlosen Reizen abklingen. Es reicht dann auch kein einmaliger Habituationsprozess. Vielmehr muss die Konfrontation mit dem zwar harmlosen, aber angstauslösenden Reiz oft wiederholt werden.

Hierbei ergibt sich der in der Abbildung dargestellte Verlauf. Bei der ersten Reizkonfrontation kommt es zu einer relativ intensiven Angstreaktion, die lange anhält, bevor sie dann abklingt. In den darauffolgenden wiederholten Reizkonfrontationen treten zwar ebenfalls Angstreaktionen auf, diese fallen jedoch sowohl in der Intensität als auch in der Dauer geringer aus. Das »Fell« der Patientin bzw. des Patienten wird immer »dicker«. Bei häufiger Wiederholung der Reizkonfrontation tritt schließlich keine oder nur noch eine geringe Angstreaktion in Verbindung mit dem ursprünglichen Angstreiz auf. Wird ein Ausbleiben der Angstreaktion erreicht, ist eine vollständige Habituation gelungen.

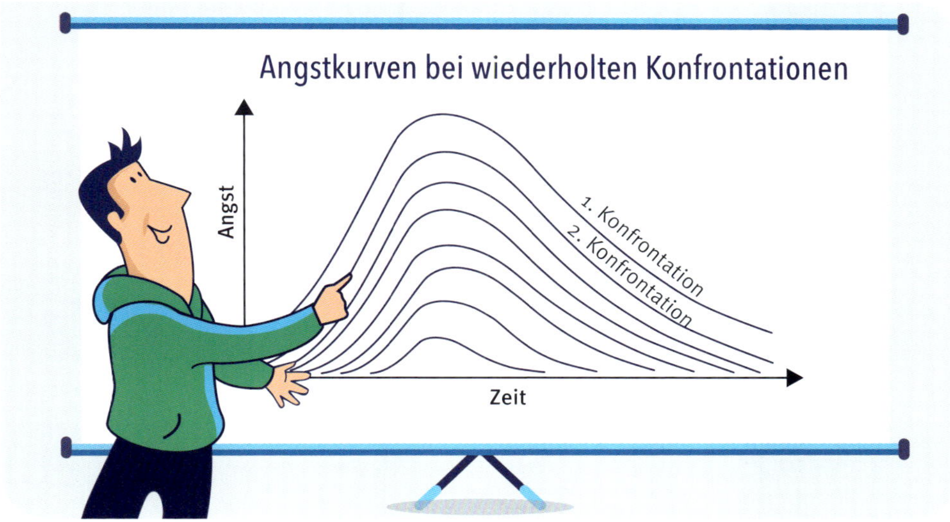

Bei wiederholter Konfrontation flacht die Angstkurve ab.

Die Exposition

Exposition bedeutet, die angstauslösende Situation bewusst zu suchen und zu durchleben, um die Angst durch Gewöhnung hinter sich zu lassen.

Die Exposition, also die Konfrontation mit dem Angstreiz oder der ängstigenden Situation, ist notwendig, damit die unrealistisch übersteigerte Angst verlernt werden kann.

Systematische Desensibilisierung von Angst

Der südafrikanische Psychiater und Verhaltenstherapeut Joseph Wolpe entwickelte 1958 die erste systematische und effektive Behandlungsmethode für Ängste, die auf der Lernpsychologie beruht.[9] Ihm fiel auf, dass Angstpatient*innen unter starkem Stress stehen, was u. a. mit hohem Puls, Anspannung der Muskulatur und Schwitzen verbunden ist. Er suchte nach Möglichkeiten, die bei Angst auftretende Unruhe abzubauen, und stellte fest, dass sich Angst und Entspannung ausschließen. Er nutzte das von Edmund Jacobson entwickelte Entspannungstraining der Progressiven Relaxation für seine Methode der »systematischen Desensibilisierung«. Da das Vorgehen sanft und mit Entspannung verbunden ist, lassen sich Angstpatient*innen hierzu meist leicht motivieren.

Das Ziel der systematischen Desensibilisierung besteht darin, die Angstreaktion auf Angstreize durch Entspannung abzubauen. Das geschieht so lange und so oft, bis der Reiz schließlich keine oder nur noch geringe Angst auslöst.

Erstellen einer Angsthierarchie

Zunächst wird mit der Patientin gemeinsam eine Angsthierarchie erarbeitet. Hierbei werden verschiedene angstauslösende Situationen gesammelt und hinsichtlich der jeweiligen Angstintensität eingestuft.

Fallbeispiel Frau R. leidet unter einer Mäuse- und Rattenphobie. Sie hat nicht nur Angst vor lebendigen Mäusen und Ratten, sondern auch entsprechende Fotos und Videos lösen bei ihr Ängste aus. Das Ausmaß ihrer Angst beschreibt sie für die einzelnen Situationen mithilfe von Zahlen zwischen 0 und 10, wobei 0 keine Angst und 10 extreme Angst bedeutet. Es ergab sich für sie folgende Angsthierarchie:

1. Foto einer kleinen Maus betrachten (Angstintensität 2)
2. Foto einer kleinen Ratte betrachten (3)
3. Foto einer großen Ratte betrachten (4)
4. Mäuse und Ratten im Fernsehen oder auf Video sehen (5)
5. Natürlich aussehende Modelle/Exponate von Mäusen und Ratten betrachten (6)
6. Natürlich aussehende Nachbildungen/Exponate in die Hand nehmen (7)
7. Lebende Mäuse und Ratten beobachten (8)
8. Eine lebende Maus berühren (9)
9. Eine lebende Ratte berühren (10)

Systematische Desensibilisierung in der Vorstellung:

Zunächst lernt Frau R., sich mithilfe der Progressiven Relaxation tief zu entspannen. Während der Entspannung soll sie sich dann die verschiedenen angstauslösenden Situationen vorstellen. Dabei beginnt sie mit der am wenigsten schlimmen Situation: dem Foto einer kleinen Maus. Die Patientin wiederholt die Übung so lange, bis sie bei dieser Vorstellung völlig entspannt bleibt. Dann wird zur nächsten Situation in der Angsthierarchie übergegangen. Auf diese Weise arbeitet sich die Patientin Schritt für Schritt weiter vor, bis sie sich auch die am meisten Angst auslösende Situation entspannt vorstellen kann. Diese Art des Angstabbaus wird auch als Desensibilisierung bezeichnet.

Systematische Desensibilisierung in der Realität:

Nachdem die Angsthierarchie in der Vorstellung (in sensu) abgearbeitet worden ist, geht es im nächsten Schritt um die Konfrontation mit den realen Situationen oder Objekten (in vivo). Auch hier wird zunächst mit der am wenigsten Angst auslösenden Situation begonnen und die Konfrontation so oft wiederholt, bis keine oder nur noch geringe Angst entsteht. Dann wird zu der in der Angsthierarchie folgenden Situation übergegangen. Dies wird so lange und so oft fortgesetzt, bis auch die stärkste Angst abgebaut ist. Damit ist eine vollständige Desensibilisierung der Angst erreicht.

Eine Vielzahl von wissenschaftlichen Studien belegt die Wirksamkeit dieser Methode. Ihr Nachteil ist allerdings, dass es relativ lange dauert, bis sich therapeutische Erfolge einstellen. Deshalb wird sie heute selten angewandt.

Der schnellere Weg: die Angewandte Entspannung

Auch in der vom schwedischen Psychologie-Professor Lars-Göran Öst entwickelten Methode der Angewandten Entspannung[10, 11] spielt die Progressive Relaxation eine zentrale Rolle. Das zeitaufwendige schrittweise Abarbeiten der Angsthierarchie wird jedoch aufgegeben, vielmehr wird mit stärker angstbesetzten Reizen und Situationen begonnen. Außerdem wird die Entspannung als eine Bewältigungstechnik angesehen, die in angstauslösenden Situationen angewandt werden kann. In jeder beliebigen Situation kann mithilfe von Entspannung auftreten-

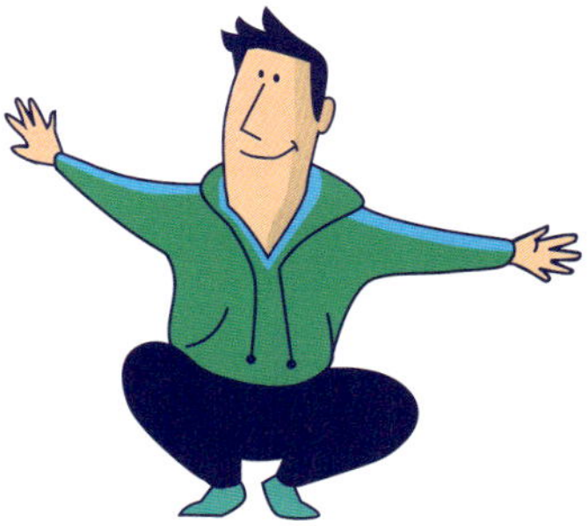

den Ängsten entgegengewirkt werden. Neben dem Erlernen des Entspannungsverfahrens werden Patient*innen darin geschult, die bei Angst auftretenden körperlichen und seelischen Reaktionen frühzeitig wahrzunehmen. Auf diese Weise ist es möglich, sich bereits bei ersten Angstanzeichen zu entspannen und die Angst abzubauen. In mehreren Studien konnte die Wirksamkeit der Angewandten Entspannung bei der Bewältigung von Ängsten belegt werden.[12]

Die Erfahrungen mit der Angewandten Entspannung zeigen:

- Kurzentspannungsverfahren lassen sich bereits beim Auftreten leichter Ängste als Gegenmittel einsetzen.
- Man kann mit relativ stark angstbesetzten Situationen beginnen und das Vorgehen dadurch abkürzen.
- Die Konfrontation kann zunächst in der Vorstellung (in sensu) erfolgen.
- Die Konfrontation in der Realität (in vivo) wird dadurch erleichtert.

Einfach oder schwer anfangen?

Untersuchungen zeigen, dass man gleich mit starken Angstreizen beginnen und dadurch das Vorgehen abkürzen kann. Zu noch schnelleren Ergebnissen führt die Methode der direkten Exposition in der Realität (in vivo). Wenn gleich mit dem am stärksten angstauslösenden Reiz begonnen wird und wenn keine Möglichkeiten zur Angstreduktion (z. B. Beruhigungsmittel, Entspannung) genutzt werden, spricht man von »Flooding« bzw. Reizüberflutung. Bei ausreichend langer Konfrontation kommt es zu einer deutlich spürbaren Gewöhnung an den Angstauslöser. Wenn bereits eine stark angstauslösende Situation durch ausreichend lange und wiederholte Expositionen bewältigt wurde, fällt die Bearbeitung der mit geringeren Ängsten verbundenen Situationen recht leicht. Oft lösen die weniger angstauslösenden Situationen dann bereits bei der ersten Konfrontation keine oder nur noch geringe Angst aus. Die Methode der direkten Konfrontation mit stark angstauslösenden Situationen führt daher besonders schnell zur Angstbewältigung.

Der Nachteil der Reizüberflutung ist allerdings, dass diese Methode von vielen Patient*innen von vornherein als zu belastend abgelehnt wird. Immerhin muss die starke Angst und das über Jahre oder Jahrzehnte aufgebaute und verfestigte Vermeidungsverhalten überwunden werden. Aber auch wenn Angstpatient*innen sich auf diese besonders effektive Methode einlassen, kommt es leider in nicht wenigen Fällen zu Therapieabbrüchen. Trotz Unterstützung durch Verhaltenstherapeut*innen wird die Konfrontation wegen unerträglich erscheinender Ängste in diesen Fällen nicht bis zum Abklingen der Angst aufrechterhalten oder gar nicht erst begonnen.

Aufgrund dieser Erfahrungen wird heute in aller Regel ein flexibles Vorgehen gewählt. Ausgangspunkt ist dabei immer eine umfassende Information über wichtige Aspekte der jeweiligen Angststörung. Dann sollte geprüft werden, ob eine direkte Konfrontation mit möglichst starken Angstauslösern möglich und sinnvoll ist. Falls dies nicht möglich oder sinnvoll erscheint, können auch zunächst leichtere Situationen bearbeitet werden. Man kann sich dann, ähnlich wie bei der Systematischen Desensibilisierung, zu den am meisten Angst auslösenden Situationen vorarbeiten. Außerdem ist es oft eine Hilfe, die Konfrontation in der Realität durch Vorstellungsübungen vorzubereiten. Die Arbeit in kleinen Schritten hat den Vorteil, dass das Risiko von Therapieabbrüchen deutlich geringer ist und dass das Selbstbewusstsein durch Erfolgserlebnisse gestärkt wird. Dies ist wichtig, da Angstpatient*innen häufig unter Hilflosigkeitsgefühlen leiden und das Selbstwerterleben deutlich beeinträchtigt ist.

Das Ziel ist die Bewältigung unrealistischer Ängste, wodurch Leid gelindert und die Lebensqualität verbessert wird. Auf welchem Weg dies geschieht, ist dabei weniger wichtig.

Fassen wir die Möglichkeiten der Angstbewältigung zusammen:

- die harte, aber schnelle Methode: Reizüberflutung (Flooding) in der Realität (in vivo)
- leichter machbar, dauert aber länger: Konfrontation in vivo beginnend mit weniger stark angstbesetzten Situationen
- noch leichter: Reizüberflutung (Flooding) in der Vorstellung (in sensu)
- kostet kaum Überwindung: Konfrontation in sensu beginnend mit weniger stark angstbesetzten Situationen
- keine Überwindung notwendig: Einsatz von Entspannungstraining und Vorstellungsübungen zur Bewältigung von Angst

Im Anhang finden Sie einen Protokollbogen (Seite 138) für Ihre Expositionsübungen. Die Protokollierung der gemachten Erfahrungen hilft dabei, die Übungen systematisch anzugehen und sich den Verlauf bewusst zu machen. Üben Sie so oft wie möglich! Je mehr Zeit, Energie und Mühe Sie investieren und je mehr Angst Sie auszuhalten bereit sind, desto besser und schneller geht es mit der Angstbewältigung voran.

Hinweise der Hirnforschung für die Angsttherapie

Zunächst wurde angenommen, dass im Gehirn eine Löschung der Angst erfolgt, wenn lange genug und oft genug eine Konfrontation mit dem angstauslösenden Reiz erfolgt – ähnlich wie bei einem PC, wenn man eine unerwünschte Datei löscht.

Untersuchungen mit bildgebenden Verfahren wie der Magnetresonanztomographie (MRT) zeigen jedoch, dass es nicht so einfach ist. Die Angstprägungen bleiben in der Amygdala auch nach erfolgreichem Angstabbau durch Expositionstraining erhalten. Höhere Hirnzentren (präfrontaler Kortex) wirken auf die Amygdala hemmend, sodass es so erscheint, als sei die Angst gelöscht[13]. Offenbar reicht die Gewöhnung nicht aus, vielmehr muss eine bewusste Bewältigung der Angst erfolgen, damit ein längerfristiger Erfolg erzielt wird. Daher ist es wichtig, dass die angsthemmenden Impulse höherer Hirnzentren erhalten bleiben, damit die Ängste nicht nach einiger Zeit wieder aufflammen. Aus Experimenten an Tieren und Menschen lassen sich einige Hinweise für eine erfolgreiche Angstbewältigung ableiten.

Am Ball bleiben!

Die neueren Befunde erklären, warum erfolgreich behandelte Angststörungen nach einiger Zeit wieder auftreten, wenn keine weiteren Expositionsübungen mehr gemacht werden. Es ist daher wichtig, auch nach erfolgreicher Angstbewältigung »am Ball« zu bleiben und sich immer wieder der angstbesetzten Situation auszusetzen. Wer also z. B. Angst vor Fahrstühlen hat, sollte nach erfolgreicher Exposition regelmäßig Aufzüge nutzen, um die Angst nicht wieder überhandnehmen zu lassen.

In unterschiedlichen Situationen üben!

Tritt eine Angst, die in einer bestimmten Situation bewältigt wurde, in einer anderen Situation wieder auf, spricht man von »kontextabhängiger Erneuerung der Angst« . Um dieses Problem zu vermeiden, sollte die Exposition in möglichst vielen unterschiedlichen Situationen geübt werden, damit die Hemmung der Angst nicht nur auf eine bestimmte Situation beschränkt bleibt. Außerdem hat es sich als günstig erwiesen, Situationen aufzusuchen, die unterschiedlich starke Ängste hervorrufen – am besten in unregelmäßiger Reihenfolge. Man sollte also mal weniger stark angstbesetzte Situationen aufsuchen und mal solche, die mit stärkerer Angst verbunden sind.

Bei Angst und Panik Bewegung

Bei einem Panikanfall, aber auch bei starken Ängsten glauben die meisten Menschen, dass sie sich unbedingt still verhalten sollten, um nichts zu verschlimmern. Dies ist aber verkehrt. Viel besser ist intensive körperliche Betätigung, da hierdurch vermehrt ausgeschüttete Stresshormone abgebaut werden.

Sich von Rückschlägen nicht entmutigen lassen!

Das Wiedereinsetzen der Angststörung aufgrund einer in einem anderen Zusammenhang erlebten ängstigenden Situation kann ebenfalls die erreichte Angstbewältigung rückgängig machen. Zum Beispiel kann jemand, der Angst vor Fahrstühlen hat und diese Angst erfolgreich unter Kontrolle gebracht hat, durch einen Verkehrsunfall, bei dem er im Auto eingeklemmt wurde, erneut Angst vor engen Räumen erfahren.

Darüber hinaus kann auch eine Retraumatisierung die Angststörung wiederbeleben. Falls ein Patient, der seine Angst vor Fahrstühlen erfolgreich in den Griff bekommen hat, mit dem Fahrstuhl steckenbleibt und dabei aufgrund eines längeren Eingeschlossenseins starke Angst erlebt, ist mit einem Wiederaufflammen der Angststörung zu rechnen.

Es ist wichtig, diese Probleme zu kennen und sich nicht entmutigen zu lassen,

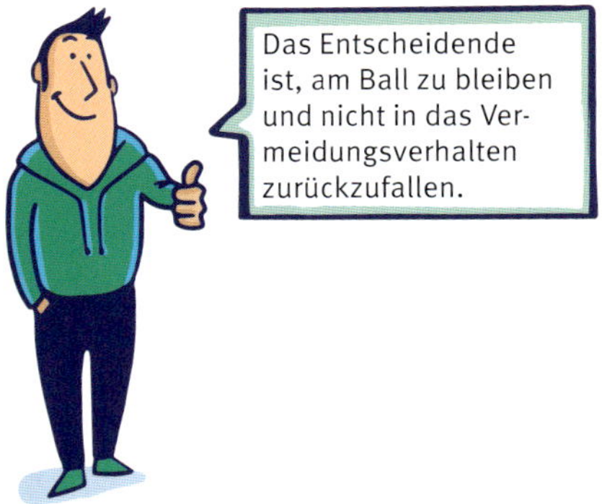
Das Entscheidende ist, am Ball zu bleiben und nicht in das Vermeidungsverhalten zurückzufallen.

falls die Ängste wieder zurückkehren. Da schon Erfahrungen mit der Exposition und der Bewältigung der Angst bestehen, lassen sich die Ängste in aller Regel durch Konfrontationsübungen relativ schnell wieder abbauen.

Prüfen, ob die eigenen Erwartungen richtig sind

Da es für das Gelingen der Angstbewältigung wichtig ist, die Diskrepanz zwischen den ängstigenden Erwartungen und der Realität wahrzunehmen, sollten die Erwartungen vor der Exposition notiert werden. Oft laufen die über lange Zeit gefestigten Befürchtungen hochautomatisiert ab, dadurch wird kaum noch wahrgenommen, welche Gedanken die Ängste auslösen oder verschlimmern. Es ist daher wichtig, sich genau bewusst zu machen, wovor man sich fürchtet. Hinterher sollte die gemachte Erfahrung ebenfalls notiert werden und die auftretende Diskrepanz herausgearbeitet werden. Das Wahrnehmen des meistens eklatanten Unterschiedes zwischen den ängstigenden Erwartungen und dem tatsächlichen Erleben ist besonders wichtig, damit es zu einer Hemmung der Angststrukturen in der Amygdala kommt. Das zeigen neuere Studien. Diesem Zweck kann das Arbeitsblatt im Anhang (Seite 137) dienen (in Anlehnung an Pittig et al. 2015[14]).

Fallbeispiel Auf die Frage, was ihm bei den Expositionsübungen besonders geholfen habe, seine Fahrstuhlangst abzubauen, gab Herr K. folgende Antwort: »Besonders beeindruckend war für mich, dass meine ängstigenden Erwartungen überhaupt nicht eintraten.« Er hatte befürchtet, dass er im Fahrstuhl derart starke Angst erleben würde, dass er »durchdrehen« und einen Herzinfarkt erleiden könnte. Was er tatsächlich erlebte, war jedoch völlig anders. Zwar stieg die Angst stark an, aber er konnte sie durchaus aushalten und erlitt auch nicht den befürchteten Zusammenbruch. Das Wahrnehmen dieses eklatanten Unterschiedes zwischen den ängstigenden Erwartungen und dem tatsächlichen Erleben ist besonders wichtig, damit es zu einer Hemmung der Angststrukturen in der Amygdala kommt. Das zeigen neuere Studien. Herr K.: »Jetzt wird mir klar, warum mein Therapeut wollte, dass ich meine ängstigenden Erwartungen vor der Exposition aufschreiben sollte. Hinterher habe ich es nochmals durchgelesen und festgestellt, dass meine Erwartungen völlig überzogen und unrealistisch waren. Das werde ich mir immer wieder vor Augen führen.«

Sicherheitsverhalten? Nein danke!

Viele Angstpatient*innen nutzen »Sicherheitssignale« oder »Sicherheitsverhalten«, um Angst zu verringern. Häufig erzeugt es ein Gefühl von größerer Sicherheit, wenn man in beängstigenden Situationen von einer vertrauten Person begleitet wird. Oder das Handy beruhigt, da jederzeit Hilfe gerufen werden kann. Manche Menschen haben ständig Beruhigungsmedikamente oder Alkoholika dabei für den Fall, dass sie die Angst nicht mehr aushalten. Es können aber auch alle möglichen anderen Gegenstände sein – Essen, Getränke, »Glücksbringer« …

Untersuchungen zeigen, dass dieses Sicherheitsverhalten die Entwicklung der Angsthemmung behindert oder unmöglich macht. Außerdem wird gelernt, dass die Konfrontation der Angst nur mit den sicherheitsgebenden Maßnahmen möglich ist. Daraus ergibt sich leicht eine Abhängigkeit beispielsweise davon, dass in der angstbesetzten Situation immer

Gesundheitsscheck

Viele Angstpatient*innen suchen häufig ärztlichen Rat und lassen sich umfassend untersuchen. Als Ergebnis ergibt sich meist, dass kein krankhafter Organbefund vorliegt, der die bei den Angststörungen auftretenden Symptome erklären könnte. Es kann hilfreich sein, sich ärztlich untersuchen zu lassen. Die Feststellung, dass keine gravierenden Gesundheitsmängel vorliegen, kann Mut und Zuversicht geben. Es sollte dann aber bei dieser einen Untersuchung bleiben und ein »Doktor-Shopping« mit vielen unnötigen Untersuchungen unterlassen werden. Ein bei vielen Angstpatient*innen festzustellender Drang, sich ständig in medizinische Behandlung zu begeben, kann suchtartigen Charakter annehmen und die Angststörung verschlimmern.

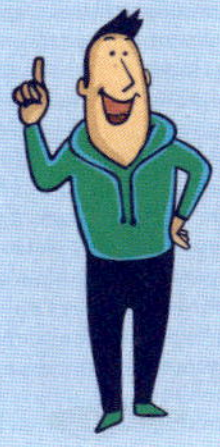

eine vertraute Person dabei sein muss. Das Gleiche gilt für andere Sicherheitssignale wie beispielsweise Beruhigungsmittel oder Alkoholika, ohne die jemand vielleicht nicht einmal mehr das Haus verlässt.

PC und Smartphone als Helfer: Exposition virtuell

Die technische Entwicklung ermöglicht es, mithilfe einer »PC-Brille« in eine virtuelle Welt einzutauchen. Dadurch ist es möglich, sich zunächst virtuell mit ängstigenden Reizen und Situationen zu konfrontieren. Bisher vorliegende Forschungsergebnisse zeigen, dass die virtuelle Exposition die Konfrontation in der Realität erleichtert und damit die Angstbewältigung unterstützen kann[15]. Vor allem bei spezifischen Phobien wie Höhenangst, Flugangst und Tierangst sowie Agoraphobie hat sich ein Training in einer virtuellen Realität therapeutisch bewährt. Seit 2020 können digitale Gesundheitsanwendungen (DiGAs) zugelassen und damit auch von Psychotherpeut*innen und Ärzt*innen zu Lasten der gesetzlichen Krankenversicherungen verordnet werden. Diese Programme können eine laufende Psychotherapie unterstützen. Auf der Internetseite des Bundesinstituts für Arzneimittel und Medizinprodukte (BfArM) sind die zugelassenen DiGAs für Angststörungen verzeichnet. Man sollte allerdings bedenken, dass eine virtuelle Realität auch ohne technische Hilfsmittel erzeugt werden kann. Dabei wird die Vorstellungsfähigkeit für ein Expositionstraining in der Phantasie genutzt.

Angstgedanken erkennen und verändern

Ängstigende Gedanken und katastrophisierende Bewertungen spielen im Rahmen von Angststörungen eine wichtige Rolle. Sie sind jedoch veränderbar!

Aktuelle Studien zeigen, dass nur etwa 15% unserer Sorgen und Befürchtungen wahr werden. Dagegen lassen sich vermeintliche Probleme in mehr als 80% der Fälle deutlich einfacher lösen als erwartet. Hier können wir ansetzen.

Gedanken führen zu Gefühlen und Körperreaktionen. Ermutigende Gedanken wie »Ich schaffe das« oder »In der Ruhe liegt die Kraft« hemmen Ängste. Umgekehrt werden Ängste durch katastrophisierende Gedanken wie »Ich werde versagen und mich bis auf die Knochen blamieren« geschürt. Während der eine in einer Prüfungssituation vor Angst keinen klaren Gedanken fassen kann, bleibt eine andere gelassen, weil sie die Prüfung als eine machbare Herausforderung bewertet.

Gedanken, die unrealistische Ängste auslösen, sind meist über viele Jahre eingeschliffen worden und laufen automatisch ab. Daher muss zunächst einmal die Fähigkeit entwickelt werden, schnell ablaufende automatisierte Gedanken, die Angstgefühle hervorrufen oder verschlimmern, zu erkennen. Eine Möglichkeit ist die Technik des »konsequenten Zu-Ende-Denkens«: Bei vielen Angstpatient*innen fällt auf, dass ihre Gedanken plötzlich abreißen und angsterregende Situationen nicht zu Ende gedacht wer-

Katastrophisierende Gedanken können sehr unterschiedlich sein, aber einige Angstgedanken kommen recht häufig vor:

- Ich werde von anderen abgelehnt, wenn ich nicht deren Erwartungen erfülle.
- Fehler sind eine Katastrophe, daher muss ich alles perfekt machen.
- Mein Wert als Mensch hängt davon ab, dass alle mich mögen.
- Konflikte sind gefährlich und müssen unbedingt vermieden werden.
- Anderen kann ich nicht trauen, daher muss ich immer auf der Hut sein.
- Es wird total fürchterlich, wenn das passiert.

den. Diese Tendenz des »Gedankenabreißens« ist eine Art Vermeidungsverhalten, da tieferliegenden Ängsten ausgewichen wird. Der abgebrochene Gedankengang sollte aber fortgesetzt werden. Was genau könnte passieren? Und was wäre, wenn es passierte? Häufig wird Betroffenen erst dann bewusst, dass es sich bei den Vorstellungen um überzogene und unrealistische Einschätzungen handelt. Fragen, die helfen, sich automatisierter Angstgedanken bewusst zu werden, können lauten:

- »Was genau befürchte ich, was in dieser Situation schlimmstenfalls geschehen könnte?«
- »Was wäre daran so schlimm?«

Woher kommen automatisierte Angstgedanken?

Meist haben solche Gedanken ihre Wurzeln bereits in der Kindheit. Eltern oder andere Autoritäten haben möglicherweise mit Liebesentzug oder Bestrafungen reagiert, wenn ihre Erwartungen und Wünsche vom Kind nicht erfüllt wurden. Kinder erleben ein solches Verhalten ihrer Bezugspersonen oft als äußerst beängstigend, da sie ohne Liebe und Zuwendung nicht leben können. Viele lernen daher schon sehr früh, sich möglichst gut an die Erwartungen anderer Menschen anzu-

Beispiel

Der Taxifahrer

Der eingangs erwähnte Taxifahrer ging nach seinem Bagatellunfall von einer unrealistisch überhöhten Wahrscheinlichkeit für das Auftreten eines erneuten Unfalles im Kreisverkehr aus. Erst durch genaues Nachfragen wurde ihm das bewusst: Als er gefragt wurde, wie viele Autos etwa täglich durch den Kreisverkehr führen, konnte er als erfahrener Taxifahrer die Angabe machen, dass es sich um einige Zehntausende handeln dürfte. Daraufhin lautete die nächste Frage: »Und was glauben Sie, zu wie vielen Unfällen kommt es an diesem Kreisverkehr pro Tag?« Gemäß seiner Einschätzung hätte es Tag für Tag Tausende von Unfällen mit Totalschäden geben müssen. Tatsächlich sind es nur wenige im Monat, meist mit kleineren Blechschäden. Der Patient betonte später wiederholt, dass es hierdurch bei ihm zu einer Art »Aha-Erlebnis« gekommen sei. Ihm sei schlagartig klargeworden, dass er die Wahrscheinlichkeit schwerer Unfälle völlig unrealistisch überschätzt habe.

passen – auch an Erwartungen, von denen man nur glaubt, dass andere sie haben könnten. Dabei lauert stets die Angst, diesen Erwartungen nicht zu entsprechen. Besonders beängstigend ist der Gedanke, Fehler machen zu können.

Mit dem Erwachsenwerden wachsen die Möglichkeiten für Autonomie und Selbstbestimmung, aber die alten Angstgedanken haben sich eingeschliffen und laufen automatisch weiter ab. Dadurch geraten viele Menschen in Angst, obwohl die jeweilige Situation auch gelassener bewältigt werden könnte.

Positiver, realistischer Denkstil: Wie das geht

Nach der Identifikation angstauslösender automatisierter Gedanken geht es darum, sich mit diesen bewusst auseinanderzusetzen. Es treten vor allem zwei Arten von Verzerrungen im Denken auf:

- unrealistische Überschätzung der Wahrscheinlichkeit des Auftretens von ängstigenden Ereignissen
- katastrophisierendes Denken, d. h. Überschätzung der Bedeutung eines vielleicht unangenehmen Ereignisses

Ein bei Angststörungen häufig festzustellendes problematisches Denken ist: »Aber es könnte doch sein, dass dieses oder jenes eintritt.« Also im obigen Fall: »Es könnte doch sein, dass im Kreisverkehr ein schwerer Unfall geschieht.« Oft hilft eine Gegenfrage: »Könnte es nicht auch sein, dass Sie auf dem Gehweg überfahren werden?« Die Antwort ist dann meist: »Ja, möglich ist das schon, aber sehr unwahrscheinlich!« Genau! Da es keine hundertprozentigen Sicherheiten gibt, ist der Gedanke »Es könnte doch sein, dass ...« sinnlos und führt nur dazu, dass Ängste entstehen oder verschlimmert werden. Zu einer realistischen Einschätzung der Situation führt dagegen die Frage »Wie wahrscheinlich ist das befürchtete Ereignis?«. Meist stellt sich heraus: Nicht sonderlich wahrscheinlich.

Es geht nicht darum, sich etwas vorzumachen oder etwas schönzureden. Vielmehr sollen realistische und konstruktive Alternativen zu den angstauslösenden, unrealistischen Gedankenmustern herausgearbeitet werden. Dabei ist es wichtig, Gedanken nicht als unumstößliche Tatsachen anzusehen, sondern als Annahmen oder Hypothesen. Dann können sie durch verfügbare Informationen auf ihre Richtigkeit überprüft werden. Es wird also eine Herangehensweise gewählt, die auch in der Wissenschaft üblich ist: Nicht unbewiesene Behauptungen und Vorurteile gelten, es zählen nur real gemachte Erfahrungen, Zahlen, Fakten. Ausgehend von dieser Überprüfung können dann Alternativen zu den ängstigenden Gedanken entwickelt und auf ihre Gültigkeit überprüft werden.

Mithilfe des Protokollbogens zur Erfassung und Veränderung von Angstgedanken (Seite 138) können automatisierte Angstgedanken identifiziert und verändert werden.

- Die Stärke der Angst wird durch eine Zahl zwischen 0 und 10 eingeschätzt, wobei 0 »keine Angst« und 10 »stärkste Angst« bedeuten. Auch möglicherweise vorhandene andere Gefühle (z. B. Ärger, Wut, Hilflosigkeit, Trauer) können festgehalten und in der Intensität durch entsprechende Zahlen eingeschätzt werden.
- In der Spalte »automatische Gedanken« werden die Gedanken aufgeschrieben, die in der Situation identifiziert werden können. Möglicherweise fällt dies zu Beginn schwer, da viele Gedanken derart automatisiert ablaufen, dass sie kaum noch bewusst werden. Hilfreich ist es, sich insbesondere zu Beginn Zeit

zu nehmen und sich wiederholt die Frage zu stellen, welche Gedanken und Bewertungen es sind, die derart starke Angst auslösen können. Mit der Zeit wächst in aller Regel die Sensibilität für innere Vorgänge, sodass die angstauslösenden Gedanken stärker ins Bewusstsein treten.

- Im nächsten Arbeitsschritt werden die automatischen Gedanken einer Bewertung unterzogen. Wie realistisch sind sie? Auf welche Erfahrungen kann zurückgegriffen werden, um die Gedanken zu bewerten? Wie hilfreich sind sie, um die Situation konstruktiv zu bewältigen?
- Falls das Ergebnis der Analyse ist, dass es sich um unrealistische, angsterzeugende Gedanken handelt, geht es im nächsten Schritt um die Erarbeitung rationaler und konstruktiver Gedanken und Bewertungen.
- Zum Abschluss wird dann geprüft, ob oder wie viel Angst bei den herausgearbeiteten rationalen Gedanken entsteht. Am besten konzentriert man sich einige Male auf die neuen Gedanken und Bewertungen und achtet darauf, ob noch Angst zu spüren ist. Wenn dies der Fall ist, wird wieder die Stärke der Angst mithilfe einer Zahl zwischen 0 und 10 eingeschätzt.

Wenn sich die Angst aufgrund der Arbeit an den Gedanken und Bewertungen vermindert, ist bereits ein wichtiger Schritt getan, auch wenn sie nicht völlig abklingt. Oft ist es durchaus möglich, sich mit einem erträglichen Ausmaß an Angst den Herausforderungen des Alltags zu stellen und nicht auszuweichen. Dies sollte als ein realistisches Ziel angesehen werden, da zu hoch gesteckte Erwartungen zu Enttäuschungen führen.

Mentales Training mit positiven Vorsätzen

Eine Möglichkeit, Anti-Angst-Gedanken aufzubauen, besteht darin, sich positive Vorsätze bewusst zu machen – eine Art positive Selbstinstruktion. Dabei geht es nicht darum, sich ein X für ein U vorzumachen oder alles durch eine »rosarote Brille« zu sehen. Die Vorsätze sollen realistisch und konstruktiv sein. Anders als die automatisch ablaufenden dysfunktionalen Bewertungen helfen sie, unrealistische Ängste abzubauen.

Diese Vorsätze werden möglichst positiv formuliert. »Ich habe keine Angst« wäre ungünstig, weil das, was Sie verändern wollen – also Angst –, direkt angesprochen wird. Günstiger ist: »Ich gehe mutig meinen Weg!«. Es ist oft einfacher zu sagen, was man nicht will, als es positiv zu formulieren. Dummerweise kann unser Gehirn mit Negationen nicht umgehen und fokussiert sich beim Gedanken »Ich habe keine Angst« auf – Angst! Das Suchen und Finden einer positiven Formulierung ist bereits ein erster wichtiger Schritt zur Angstbewältigung.

Beispiele für automatische Gedanken und positive Umformulierung

Automatische Gedanken	Positive Vorsätze
Fehler sind eine Katastrophe. Ich muss alles richtig, am besten perfekt machen.	Ich tue mein Bestes. Fehler sind menschlich.
Konflikten muss ich aus dem Weg gehen.	Ich stehe zu meiner Meinung.
Ich muss immer auf der Hut sein.	Vertrauen und Zuversicht helfen.
Ich kann das nicht aushalten, nicht ertragen.	Ich kann das aushalten. Erst mal Ruhe bewahren, gut durchatmen, dann weitersehen.
Es wird absolut fürchterlich, wenn das passiert.	Ich lasse es erst mal auf mich zukommen und sehe es als Herausforderung.

Weitere Beispiele für Anti-Angst-Gedanken:

- Ich vertraue auf meine Kraft.
- Ich bin gesund genug, es auszuhalten.
- Ich bin stark genug, mich auf Neues einzulassen.
- Ich bewältige die Situation.
- Ich nehme alle Gefühle wahr und kann sie aushalten.
- Ich lasse mich auf andere Menschen ein und akzeptiere mich so, wie ich bin.
- Ich bin genauso wertvoll wie andere Menschen.
- Ich habe Angst schon oft bewältigt und bewältige sie auch jetzt.

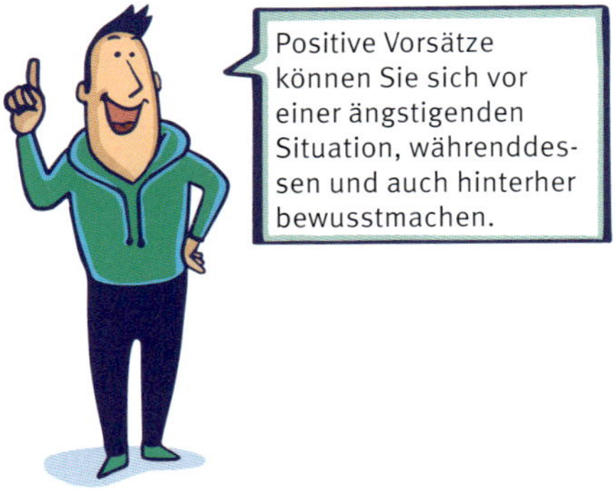
Positive Vorsätze können Sie sich vor einer ängstigenden Situation, währenddessen und auch hinterher bewusstmachen.

Der Autor Klaus Bernhardt[16] schlägt vor, beim mentalen Training noch einen Schritt weiter zu gehen und so Ängsten möglichst den Boden zu entziehen. Dabei geht es darum, positive Antworten auf die Fragen zu finden:

- Wie wünsche ich mir mein Leben?
- Wie ist es richtig gut?

Da sich sehr häufig ein negativer Denkstil eingeschliffen hat, fallen zunächst vor allem Antworten ein, wie es nicht sein sollte. Diese Tendenz kann man wie bei der Akzeptanz- und Commitment-Therapie (ACT) (Seite 104) akzeptieren und drei Minuten lang alles aufschreiben, wie es nicht mehr sein sollte (ich will keine Angst mehr haben; meine Arbeit sollte nicht so stressig sein; …).

Anschließend geht es darum, die Fragen ausschließlich mit positiven Sätzen zu beantworten (ich erfreue mich an meiner Arbeit; ich genieße mein Familienleben; ich habe Spaß mit Freunden beim Sport; …). Damit diese Vorsätze im Gehirn besonders eingängig und effektiv wirken, sollten folgende Regeln beachtet werden:

- Die Vorsätze sollen positiv formuliert sein und ohne Negation (statt »Ich will keine Angst mehr haben«: »Ich gehe meinen Weg mit Vertrauen und Zuversicht. Ich stelle mich mutig den Herausforderungen und bin ihnen gewachsen«).
- Die Sätze in der Gegenwartsform formulieren (statt »Ich werde mich an meiner Arbeit erfreuen«: »Ich gehe mit Freude zu meiner Arbeit und habe Spaß mit netten Kolleginnen und Kollegen«).
- Die Vorsätze möglichst konkret formulieren (statt »Mir geht es gut«: »Ich fühle mich wohl, selbstbewusst und energiegeladen«).
- Die Vorsätze sollten selbst erreichbar sein (statt »Der Chef wird mit mir zufrieden sein«: »Ich finde Zufriedenheit und Freude in der Arbeit. Die Arbeit gelingt und macht mir Freude«).

Positive Vorsätze durch Entspannungstraining verstärken

Besonders wirksam werden positive persönliche Vorsätze, wenn das Bewusstmachen in möglichst guter Entspannung geschieht. Sie sinken dann quasi tiefer ein, bekommen mit den Wiederholungen eine stärkere Wirksamkeit. Daher lassen sich die persönlichen Vorsätze sehr gut mit Entspannungstraining verbinden. Am Ende einer Progressiven Relaxation (Seite 110) konzentriert man sich vor der Rücknahme einige Male auf den persönlichen Vorsatz. Man kann ihn denken oder ihn sich innerlich vorsagen oder geschrieben vorstellen. In der Entspannung wird der persönliche Vorsatz eindrucksvoller und durch häufige Wiederholungen wirksamer. Im Gehirn wird eine positive und ermutigende Spur gelegt und gefestigt.

Verhaltensexperimente

Bei der Kognitiven Verhaltenstherapie geht es um einen positiven und realistischen Denkstil. Natürlich soll es nicht bei der Theorie bleiben. Vielmehr soll in Verhaltensexperimenten überprüft werden, inwieweit die automatisierten Angstgedanken der Realität entsprechen. Ebenso werden die neu gefundenen realistischeren Bewertungen überprüft.

Hier mündet die Kognitive Verhaltenstherapie in das Expositionstraining (Seite 60) ein. Es sollten möglichst oft Verhaltensexperimente gemacht werden, um den neuen Denkstil zu festigen und Ängste zu bewältigen. Für die Durchführung und Protokollierung der Verhaltensexperimente können sowohl das »Arbeitsblatt zur Vor- und Nachbereitung der Expositionsübung« (Seite 137) als auch der »Protokollbogen für Expositionsübungen und Verhaltensexperimente« (Seite 138) genutzt werden.

Achtsamkeitsbasierte Angstbewältigung

Achtsamkeit hilft uns, den gegenwärtigen Augenblick intensiv zu erleben. Die bewusste Wahrnehmung aller Sinneseindrücke führt weg von problembezogenem und ängstigendem Denken.

Während es bei der Kognitiven Verhaltenstherapie darum geht, automatisierte Angstgedanken zu erkennen und zu verändern, gehen achtsamkeitsbasierte Verfahren einen anderen Weg.[17] Ängstigende Gedanken sollen wahrgenommen, aber nicht verändert werden. Eine akzeptierende, nicht wertende, beobachtende Haltung ermöglicht es, sich ängstigenden Situationen zu stellen, ohne gegen die Angst ankämpfen und sie verändern zu müssen.

Unter Achtsamkeit versteht man das bewusste und wertfreie Wahrnehmen des Augenblicks, möglichst mit allen Sinnen. Kinder leben diese Achtsamkeit, wenn sie voller Hingabe in ihr augenblickliches Tun versunken sind. Allerdings führen Erziehungseinflüsse und Leistungsdruck zu einer veränderten Wahrnehmung seiner selbst und der Umgebung. Ängste, Erwartungen nicht erfüllen zu können, und grüblerische Selbstzweifel nehmen viele von uns mit ins Erwachsenenalter. Ein weiterer Grund dafür, dass Achtsamkeit oft untergeht, sind die Routinehandlungen des Alltags. Automatismen können unseren Alltag erleichtern, aber sie können auch unsere Aufmerksamkeit für den Moment lähmen.

Statt mit allen Sinnen den Augenblick wahrzunehmen, liegt der Schwerpunkt auf dem Denken. Und zwar häufig auf dem Nachdenken über Probleme und Ängste. Das Denken der meisten Menschen beschäftigt sich vor allem damit, welche Probleme und Ängste in der Vergangenheit aufgetreten sind, was in der Zukunft passieren und was man dagegen tun kann. Das Denken switcht zwischen Vergangenheit und Zukunft hin- und her und ist daher kaum in der Gegenwart – dabei können wir nur in ihr leben.

Häufiges Grübeln führt zur Automatisierung von Gedanken, die zu einer negativen Überbewertung von Problemen und zu Katastrophisierungen führen, z. B.: »Ich darf keine Fehler machen!«, »Nur wenn ich alles perfekt mache, bin ich in Ordnung!«, »Ich muss die Erwartungen der anderen immer erfüllen, sonst werde ich abgelehnt!« Die Wahrnehmung dessen, was mit allen Sinnen im Augenblick erlebt wird, tritt dagegen in den Hintergrund. Wir leben unser Leben oft wie auf »Autopilot«, wir spulen Alltagsroutinen ab, unsere Gedanken sind aber ganz woanders. Genau genommen sind wir dann nicht »ganz bei Sinnen« und bekommen das Hier und Jetzt und Körperempfindungen kaum noch mit. Achtsamkeit hingegen ermöglicht ein ganzheitliches Erleben mit allen Sinnen und ein Abklingen von Ängsten.

Das Konzept der Achtsamkeit entstammt den fernöstlichen Meditationsmethoden, wobei das unmittelbare Erleben des »Hier und Jetzt« mit allen Sinnen betont wird. Angestrebt wird eine nicht wertende und von innerer Offenheit geprägte Haltung: Es geht um aufmerksames und wertfreies Beobachten des Augenblicks, der gegenwärtigen Situation (das aktuell sichtbare, hörbare, riechbare, fühlbare Umfeld) und der eigenen Innenwelt (Gedanken, Gefühle, Empfindungen).

Der amerikanische Professor Jon Kabat-Zinn[18] kam bereits als junger Mann mit dem Buddhismus in Berührung, wobei ihn Meditation und das Achtsamkeitsprinzip besonders faszinierten. Er entwickelte Ende der 1970er-Jahre ein Achtsamkeitstraining zur Stress- und Angstbewältigung. Die Effekte dieses Trainings wurden in mehr als 100 Studien untersucht. Dabei wurde nicht nur deutlich, dass es die Stressbewältigungskompetenz und die Selbstwahrnehmung verbessert, sondern es bewährte sich insbesondere auch bei Angststörungen. Es hilft, Ängste zu akzeptieren und eine Art beobachtende Haltung einzunehmen, wodurch die Überbetonung der Angstgedanken abgebaut wird. Es schärft den Blick für positive Aspekte des Lebens und ermöglicht es, nicht ständig in angstverstärkende Gedankenspiralen zu geraten. Dies ist besonders wertvoll bei generalisierten Angststörungen, weil die andauernde Beschäftigung mit Sorgen und Angstgedanken gemindert wird.

In einer aufwendigen Studie[19] konnte gezeigt werden: Das Üben von achtsamem Verhalten durch Atem- und Gehmeditationen, Yoga und andere Achtsamkeitsübungen kann bei Menschen mit generalisierten Angststörungen deutliche Veränderungen im limbischen System und in der Amygdala – also im Angstzentrum – bewirken. Gleichzeitig kam es bei den Teilnehmer*innen der Studie zu einem Abklingen von Angst-Symptomen. Eine Studie der University of Massachusetts[20] stellte darüber hinaus fest, dass ein Achtsamkeitstraining auch noch drei Jahre später zu geringeren Angstsymptomen führte.

Daher werden in diesem Kapitel Achtsamkeitsübungen und Möglichkeiten zur achtsamen Meditation vorgestellt. Diese Übungen bieten folgende Vorteile:

- Durch verbesserte Achtsamkeit können Ängste bewältigt und das Wohlbefinden gefördert werden.
- Die in kurzer Zeit durchführbaren Übungen können auch als Sofortmaßnahme zum Abbau von Ängsten dienen.
- Achtsamkeitsübungen sind zur Einstimmung und Förderung von Entspannungstraining (Progressive Relaxation, Seite 110) sehr gut geeignet.

Im Grunde können wir uns in jeder Situation um eine achtsame und bewusste Haltung bemühen. Da diese Haltung den meisten Menschen jedoch fremd und ungewohnt ist, gibt es Meditationsübungen zur Förderung achtsamen Erlebens. Den

Übungen ist gemeinsam, dass sie einfach verständlich und leicht praktizierbar sind.

Atemmeditation

Besonders bekannt sind Atemmeditationen, bei denen der Fluss der Ein- und Ausatmung beobachtet wird. Dabei dient der Atem als eine Art Anker für unser Bewusstsein, um immer wieder ins Hier und Jetzt zu kommen. Eine freundliche Offenheit hilft wahrzunehmen, wie wir uns von Augenblick zu Augenblick fühlen. Dabei sollen keine Ziele oder besonderen Zustände erreicht werden. Wir versuchen, alles so zu akzeptieren, wie es ist. Das kann helfen, Mitgefühl für uns und andere zu entwickeln. Selbstkritik und Bewertungen können wir akzeptieren und dann loslassen, indem wir uns wieder dem Augenblick zuwenden.

Körperhaltung

Im Liegen zu meditieren ist nicht so günstig, weil man dazu neigt, einzunicken. Für jeden geeignet ist die angelehnte Sitzposition. Dabei sitzt man auf einem Stuhl mit Lehne oder einem Sessel und lehnt sich gut an, sodass der Rücken aufrecht ist und festen Halt findet. Die Füße stehen in bequemem Abstand nebeneinander fest auf dem Boden, wobei die Knie etwa einen rechten Winkel bilden. Die Arme können locker auf den Sessellehnen oder Oberschenkeln ruhen. Der Kopf kann leicht nach vorn sinken oder eventuell an eine Kopfstütze angelehnt sein.

Unangelehntes Sitzen kann das wache Beobachten fördern. Hier empfiehlt sich ebenfalls eine aufrechte Haltung. Dafür setzt man sich beispielsweise auf einen Hocker, sodass die Füße in bequemem Abstand nebeneinander auf dem Boden stehen. Der aufgerichtete Oberkörper sollte so ausgerichtet sein, dass man in Balance ist und nur wenig Kraft braucht, um sich auf dem Hocker zu halten. Ein aufrechter Rücken hilft, die Brust zu öffnen, der Atem kann frei fließen und es kommt ein ungehinderter Energiefluss zustande. Die Arme liegen locker auf den Oberschenkeln, die Schultern lassen wir sinken. Wir versuchen, den Körper zu entspannen, während wir gleichzeitig eine aufrechte Haltung beibehalten.

Bei Meditation wird meist an Sitzen auf dem Boden gedacht, was natürlich auch möglich ist. Aber nicht auf dem kalten Fußboden, sondern besser auf einer Yogamatte oder einem dickeren Handtuch. Die

Unterlage sollte jedoch nicht zu weich sein, weil man dann einsinkt. Wahrscheinlich ist der Schneidersitz anfangs am einfachsten. Vielleicht klappt es bei entsprechender Gelenkigkeit auch, einen Fuß auf den Oberschenkel zu legen (Halb-Lotus-Position) oder beide Füße auf die Oberschenkel (Lotus-Position). Hilfreich kann eine niedrige Meditationsbank oder ein festes Kissen sein. In der Abbildung (Seite 83) sind einige Sitzpositionen dargestellt.

Meditation: Wie es geht

- Nach einem oder mehreren tiefen Atemzügen mit der Aufmerksamkeit bewusst beim Atem bleiben. Es geht darum, aus dem »Gedankenkarussell« herauszukommen und die Vorgänge im Körper wahrzunehmen.
- Auf den Atem achten. Beobachten, wie er langsam in den Körper hinein- und wieder herausströmt. Wahrnehmen, wie sich der Bauch beim Einatmen ausdehnt und beim Ausatmen wieder zusammenzieht; spüren, wie die Atemluft kühl in die Nase einströmt und wärmer wieder ausströmt. Vielleicht ist auch eine kleine Pause zwischen Ein- und Ausatmung spürbar.
- Die Atmung sollte nicht kontrolliert, sondern nur akzeptierend beobachtet werden; ebenso werden alle auftretenden Empfindungen beobachtet. Die Erfahrungen des Augenblicks so sein lassen, wie sie sind, ohne zu erwarten, dass es anders sein sollte. Dadurch ist es möglich, sich auf den jetzigen Augenblick zu konzentrieren.
- Früher oder später, wahrscheinlich schon nach wenigen Sekunden, werden Gedanken, Pläne, Tagträume, Probleme auftauchen und die Aufmerksamkeit von der Atmung ablenken. Das ist vollkommen in Ordnung und normal. Das Abschweifen der Gedanken behutsam zulassen und beobachten (»Aha, da sind Gedanken«). Dann den »Scheinwerfer des Bewusstseins« sanft wieder auf das fortwährende Ein- und Ausatmen richten.
- Die Gedanken werden sicher wieder und wieder abschweifen. Auch dies akzeptieren und beobachten und dann wieder mit der Aufmerksamkeit zum Fluss der Atmung und den damit verbundenen Empfindungen zurückkehren. Es geht einfach darum, sich der Erfahrung des Augenblicks bewusst zu werden.
- Mit 5 bis 10 Minuten starten, um sich an die Erfahrung der Atemmeditation und an die möglicherweise ungewohnte Haltung zu gewöhnen. Die Zeit kann dann langsam gesteigert werden.

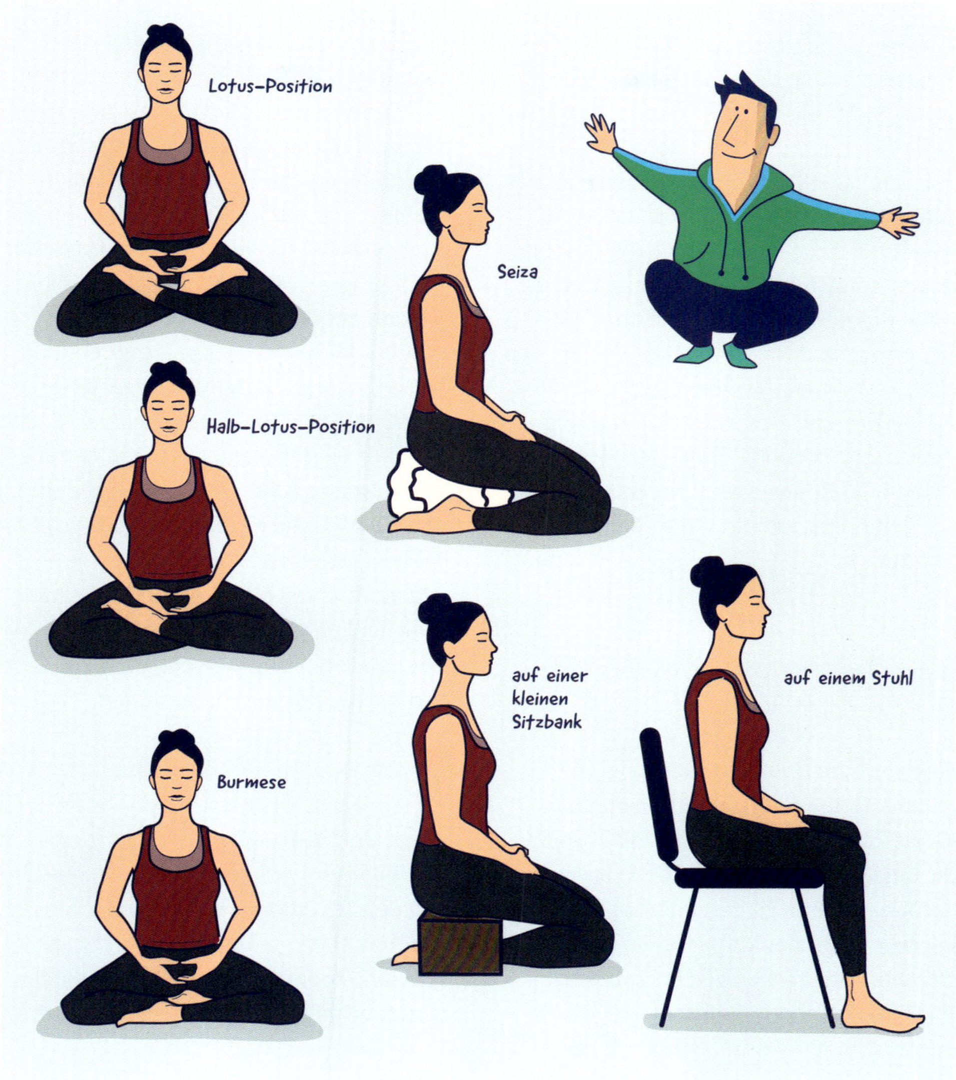
Lotus-Position
Seiza
Halb-Lotus-Position
auf einer
kleinen
Sitzbank
auf einem Stuhl
Burmese

- Beim Beenden die Arme mehrmals anbeugen und strecken, sich recken und strecken, tief durchatmen und die Augen öffnen.

Die achtsame Haltung sollte mit in den Alltag genommen werden. Daher nicht sofort aufspringen und den nächsten Aufgaben hinterherrennen. Besser ist es, die neue Klarheit und die neue Energie mit in den Tag zu nehmen. Versuchen Sie, sich Ihrer selbst und des Augenblicks bewusst zu bleiben und eine aufrechte Haltung zu bewahren, im Alltag immer wieder kurz innezuhalten und die Aufmerksamkeit auf den Atem und das »Hier und Jetzt« zu richten.

Meditation und Körperreise: Bodyscan

Eine zentrale Übung der achtsamkeitsbasierten Stressreduktion von Jon Kabat-Zinn ist der Bodyscan, eine Übung, die auf den Meditationslehrer U Ba Khin zurückgeht. Ihm ging es um eine achtsame Beobachtung aller körperlichen Empfindungen. Daher sollen alle Erscheinungen im Hier und Jetzt möglichst wertfrei wahrgenommen werden, während wir im Geist den Körper Schritt für Schritt durchwandern. Wir bemühen uns darum, allen Empfindungen, Gefühlen und Gedanken wertfrei und mit Gleichmut zu begegnen. Das ist zunächst meist ungewohnt, da es sich auch um unangenehme Wahrnehmungen wie Ängste, Missempfindungen, Sorgen und Schmerzen handeln kann. Alle Empfindungen, Gedanken und Gefühle werden mit der gleichen offenen, akzeptierenden und interessierten inneren Haltung erforscht. Dann werden sie losgelassen, um die Aufmerksamkeit weiter zur nächsten Körperregion wandern zu lassen. Früher oder später werden die Gedanken abschweifen. Auch hier gilt: das Abschweifen der Gedanken behutsam zulassen und beobachten (»Aha, da sind Angstgedanken«). Dann den »Scheinwerfer des Bewusstseins« sanft wieder auf die gerade anstehende Körperregion richten.

Die Anleitungen für Bodyscan umfassen meist viele Schritte und sind sehr umfangreich. Man kann diese Anleitungen auf Tonträger (z. B. Smartphone) sprechen und den Text dann im Liegen oder Sitzen anhören. Dabei wird die Aufmerksamkeit von Körperregion zu Körperregion gelenkt. Umfangreiche Anleitungstexte finden sich auch im Internet.

Hier wird ein kurzgefasster Anleitungstext vorgestellt, der zu einer systematischen Reise durch den Körper einlädt. Die Systematik orientiert sich an den Übungen der Progressiven Relaxation (Seite 110). Wir beginnen mit einer Hand und einem Unterarm, egal auf welcher Seite. Es geht weiter zur anderen Hand und zum anderen Unterarm. Dann wandern wir zu einem Oberarm, dann zum anderen. Es folgen Schultern und Nacken. Die nächste Region ist der Kopf, wobei die Aufmerksamkeit zunächst auf die Stirn, dann auf den Wangen- und Kieferbereich und schließlich auf den Mund gerichtet wird. Nun geht es hinunter zum Rücken, zum Bauch, zum Gesäß, zu den Oberschenkeln, Unterschenkeln und Füßen.

Dieser Übungsablauf lässt sich relativ leicht merken und nachvollziehen. Etwas zu vergessen ist nicht schlimm. Es gibt immer noch genügend Stationen, um eine achtsame Haltung zu üben. Und zu Akzeptanz gehört es auch, sich ein Abweichen von Vorgaben nachzusehen.

Bodyscan: Wie es geht

- Eine bequeme Haltung im Sitzen oder im Liegen einnehmen. Die Muskeln, so gut es geht, lockern und lösen.
- Die Aufmerksamkeit zunächst zur Atmung senden. Durch die Nase kann die Atmung ein- und ausgehen, wobei wir beobachten wie es ist, wie es sich anfühlt. … Vielleicht ist auch zu spüren, wie sich die Bauchdecke mit jedem Atemzug hebt und senkt … Vielleicht ist es auch möglich, das Körpergewicht mit jedem Ausatmen mehr und mehr an die Unterlage abzugeben …
- Auf eine Hand achten, egal auf welcher Seite, und auf einen Unterarm … Wie fühlt sich der Unterarm an? Wie fühlt sich die Hand an? … Nun die Aufmerksamkeit zum Daumen … zum Zeigefinger … zum Ringfinger … und schließlich zum kleinen Finger senden …
- Und weiter zur anderen Hand, zum anderen Unterarm … Wie fühlt sich der Unterarm an? Wie fühlt sich die Hand an? … Nun die Aufmerksamkeit zum Daumen … zum Zeigefinger … zum Ringfinger … und schließlich zum kleinen Finger senden …
- Weiter zu einem Oberarm … Wie fühlt es sich hier an? …
- Und weiter zum anderen Oberarm … Wie fühlt es sich hier an? …
- Weiter zu den Schultern … wie fühlen sie sich an? …
- Weiter zum Nacken … wie fühlt es sich hier an? …

- Weiter zum Gesicht, zur Stirn … was ist hier zu spüren? …
- Weiter zur Augenpartie … wie fühlt es sich hier an? …
- Weiter zu den Wangen und Kiefermuskeln … wie fühlen sie sich an? …
- Weiter zum Mund … wie fühlt er sich an? …
- Und weiter zum Rücken … was ist hier zu spüren? …
- Weiter zum Bauch … wie fühlt er sich an? …
- Weiter zum Gesäß … wie fühlt es sich hier an? …
- Rechter Oberschenkel … wie fühlt er sich an? …
- Linker Oberschenkel … wie fühlt er sich an? …
- Weiter zum rechten Unterschenkel und Fuß … wie fühlt sich der Unterschenkel an …, der Fuß …, jeder Zeh? …
- Weiter zum linken Unterschenkel und Fuß … wie fühlt sich der Unterschenkel an …, der Fuß …, jeder Zeh? …

Der Bodyscan kann am besten durch eine Rücknahme/Aktivierung beendet werden, wenn man danach aktiv sein möchte. Falls man schlafen möchte, kann man die Übung auch in den Schlaf übergehen lassen.

Rücknahme/Aktivierung: Arme mehrmals fest anbeugen, tief durchatmen, Augen öffnen. Die achtsame Haltung möglichst mit in den Tag nehmen.

Gehmeditation

Bereits der indische Religionsstifter Siddhartha Gautama, der historische Buddha, soll zwischen Sitzmeditationen meditierend gegangen sein. Zen-Mönche praktizieren bis heute Kinhin, also Gehmeditationen. Jeder Gang kann zur Gehmeditation werden. Besonders angenehm ist sie natürlich in einer schönen Umgebung in der Natur wie im Wald, in den Bergen, am Meer, an einem Fluss oder See. Aber sie ist an jedem Ort, also z. B. auch zu Hause im Zimmer oder beim Warten auf den Zug, möglich.

Durch das akzeptierende Wahrnehmen des gegenwärtigen Augenblicks können Körper und Geist in Harmonie gebracht werden. Jeder einzelne Schritt ist das Ziel, was dem Geist hilft, sich auf das zu konzentrieren, was im Hier und Jetzt geschieht. Deshalb dient die Übung auch dazu, aus dem Gedankenkarussell von Sorgen und Ängsten über die Zukunft und

Bedauern über Vergangenes herauszukommen und den Geist zu beruhigen.

Welche Arten der Gehmeditation gibt es?

Gehmeditation kann allein, zu zweit oder auch in einer Gruppe geübt werden. Dabei kann man jeden einzelnen Schritt bewusst wahrnehmen und beobachten, wie ein weiterer Schritt entsteht. Aber nicht nur die Schritte können beobachtet werden, sondern auch die Empfindungen und Abläufe im Körper. Außerdem kann man darauf achten:

- Was ist alles zu sehen?
- Was ist alles zu hören?
- Welche Düfte, Gerüche gibt es?
- Welche Gedanken entstehen?
- Welche Gefühle sind zu spüren?

Wie das achtsame Gehen geht

Wie bei anderen Meditationsarten geht es um das bewusste Wahrnehmen des gegenwärtigen Augenblicks. Beim achtsamen Gehen wird jede Empfindung in den Muskeln, auf der Haut und im ganzen Körper wahrgenommen. Wenn Gedanken und Grübeleien ins Bewusstsein treten, das Abschweifen der Gedanken behutsam zulassen und beobachten (»Aha, da sind Gedanken«). Dann den »Scheinwerfer des Bewusstseins« sanft wieder auf das Gehen und auf alles, was es im Augenblick gibt, richten. Die Gedanken werden sicher wieder und wieder abschweifen. Auch das akzeptieren und beobachten wir und kehren dann wieder mit der Aufmerksamkeit zum Gehen und zu den damit verbundenen Empfindungen zurück. Es geht einfach darum, sich der Erfahrung des jeweiligen Augenblicks bewusst zu werden.

Durch langsameres Gehen können Körperempfindungen intensiver beobachtet werden. So können die Beschaffenheit des Bodens, das Anspannen und Lockern der Muskeln, die Gewichtsverlagerung, das Aufsetzen von Ferse, Fußballen und Zehen genau beobachtet werden. Aber auch flottes Gehen ist möglich, solange wir uns um Achtsamkeit bemühen.

Daher ist Gehmeditation überall möglich ohne zusätzliche Übungszeit, also z. B. auf dem Fußweg zur Arbeit, beim Schlendern durch die Stadt und beim Spaziergang in der Natur.

Zur Einstimmung: Gleichgewicht und Bodenkontakt wahrnehmen

Für eine Erkundungsübung stellen wir uns, die Beine hüftbreit auseinander, fest auf den Boden und schwingen leicht nach links, nach rechts, nach vorne und nach hinten, bis ein stabiles Gleichgewicht da ist. Dabei kann man sich vorstellen, dass der Atem in den Körper strömt und beim Ausatmen durch die Füße in den Boden fließt. Diese Erfahrung einige Minuten lang wahrnehmen und den festen Kontakt mit dem Boden spüren.

Anleitung zur Gehmeditation

- Im hüftbreiten Stand fest auf dem Boden stehen, wobei die Knie nicht ganz durchgedrückt sind und die Haltung möglichst entspannt ist. Die Arme hängen lassen oder vor oder hinter dem Körper zusammenbringen. Der Blick ist auf den Boden gerichtet.
- Den Boden unter den Füßen spüren und tief ein- und ausatmen. Wie fühlen sich Atmung und Füße an?
- Nun das Gewicht des Körpers vom rechten Fuß auf den linken verlagern und langsam den rechten Fuß anheben. Zuerst die Ferse, dann die Fußsohle und zum Schluss die Zehen, um den Schritt zu machen. Beim Absetzen des Fußes mit der Ferse beginnen, dann Fußsohle, Fußballen und Zehen. Das Gleiche geschieht beim nächsten Schritt, wobei das Gehen möglichst gleichmäßig und fließend ist.
- Während des Gehens jede Veränderung im Körpers wahrnehmen. Beim Anheben des Fußes die Anspannung der Muskeln und Sehnen wahrnehmen, beim Aufsetzen die Beschaffenheit des Untergrundes spüren. Wenn die Gedanken abschweifen, können wir die Aufmerksamkeit wieder sanft auf alle Empfindungen des Gehens richten.
- Nach ca. 10 Minuten können wir stehen bleiben und uns bewusst machen, wie sich Füße, Körper und Atmung anfühlen.

Gehmeditation und Lächeln

Eine schöne Variante der Gehmeditation ergibt sich, wenn wir während des achtsamen Gehens bewusst lächeln.

- Wir gehen achtsam, wie oben beschrieben.
- Wir versuchen, den gegenwärtigen Moment bewusst zu genießen, und lächeln.
- Wir erfreuen uns daran, dass wir gehen und den gegenwärtigen Augenblick erleben können. Die Freude darf sich mit jedem Schritt steigern, während wir beispielsweise auf Gräser, Blumen, zwitschernde Vögel und Wolken achten.

Gehmeditation und Bodyscan

Beim Bodyscan machen wir uns unseren Körper bewusst, indem wir beispielsweise ausgehend von den Füßen bis zum Kopf alle Empfindungen bewusst wahrnehmen. Die Gehmeditation lässt sich gut mit Bodyscan verbinden.

- Wir gehen achtsam, wie oben beschrieben.
- Mit der Aufmerksamkeit von den Füßen langsam nach oben bis zum Kopf wandern. Also von den Füßen weiter zu den Unterschenkeln, dann zu den Oberschenkeln, über die Hüfte zum Bauch und zum Rücken, zu den Armen und Schultern, zum Nacken und schließlich zum Kopf.
- Dabei alles, was zu spüren ist, wahrnehmen, ohne es zu bewerten.

Gehmeditation und Atmung

Die Gehmeditation lässt sich auch mit dem Atemrhythmus verbinden. So stimmen Zen-Mönche auf unterschiedliche Weise ihre Atmung und ihre Schritte aufeinander ab.

- Eine Möglichkeit besteht darin, mit der Einatmung einen Schritt und mit der Ausatmung den nächsten zu machen.
- Es ergibt sich ein zunächst ungewohnt langsames Gehen, woran man sich mit der Zeit gewöhnt.
- Diese Gehmeditation eignet sich wegen der Langsamkeit u. a. gut zu Hause in der Wohnung.
- Durch diese Übung konzentriert man sich besonders auf das langsame Schreiten, das achtsam beobachtet wird.

Der Zen-Meister Thich Nhat Hanh schlägt Gehmeditationen vor, bei denen etwas schneller gegangen werden kann und die besonders im Freien oder größeren Räumen geübt werden können. Beim schnelleren Gehen macht man pro Atemzug nicht einen, sondern mehrere Schritte,

- beispielsweise pro Einatmung drei Schritte,
- dann vier Schritte pro Ausatmung.

Am besten ist es, verschiedene Rhythmen auszuprobieren, um den passenden zu finden. Das Gehen darf genossen werden, wobei man sich nicht einem starren Schema unterwerfen muss. Finden Sie heraus, welche Art der Gehmeditation Ihnen guttut.

Yoga: Achtsamkeit in der Bewegung

Ein weiteres wichtiges Element der achtsamkeitsbasierten Angstreduktion ist Yoga. Es wirkt entspannend und angstmindernd, hinzu kommen positive Auswirkungen auf den Körper.

Im Kern ist Yoga eine meditative Technik, die den Geist durch Atemübungen in einen Zustand der Entspannung und Achtsamkeit versetzen kann. Die Körperhaltungen und Bewegungen des Yoga werden mit bewusster Konzentration und Hingabe geübt.

Ein wichtiges Ziel der Yoga-Übungen besteht darin, den Körper beweglich und frei von Verspannungen zu halten. Da Körper und Seele aufeinander wirken, gibt es einen Zusammenhang zwischen körperlicher Haltung und seelischer Befindlichkeit. Gezielt eingenommene Haltungen können positiv auf die jeweilige Gefühlslage, auf das Erleben von Stress und Angst sowie auf Konzentrations- und Denkprozesse einwirken.

Der Atem ist beim Yoga von besonderer Bedeutung. Angestrebt wird eine ruhige und tiefe Atmung, wobei verstärkt in den Bauch geatmet wird (Zwerchfellatmung). Ähnlich wie bei der Progressiven Relaxation spielt der Wechsel von Anspannung und Entspannung eine wichtige Rolle.

Was lässt sich mit Yoga erreichen?

Yoga-Übungen tun den meisten Übenden gut, weil dem Bewegungsbedürfnis neue

Möglichkeiten der körperlichen Selbsterfahrung und Entwicklung geboten werden. Regelmäßig durchgeführte Yogaübungen bauen Stress und Angst ab und bieten einen Schutz vor körperlichen und seelischen Beschwerden aufgrund von Bewegungsmangel und Reizüberflutung.[21] Körperwahrnehmung und motorische Koordination werden verbessert, Muskulatur und Gleichgewichtssinn trainiert, Flexibilität und Durchblutung gefördert.

Hier werden beispielhaft einige relativ einfach auszuführende Übungen vorgestellt, bei denen der Stress- und Angstabbau im Vordergrund stehen. Es werden besonders der feste Stand und das sprichwörtliche »mit beiden Beinen fest auf dem Boden stehen« gefördert. Die ruhige und vertiefte Atmung wirkt beruhigend und damit angstabbauend.

Worauf ist beim Üben zu achten?

Die Atmung sollte tief und ruhig gehen, wobei verstärkt in den Bauch geatmet wird. Die Beachtung der ruhigen Atmung stellt bereits einen Schutz gegen Übertreibungen, Überdehnungen und Verkrampfungen dar. Wenn man »außer Atem gerät«, dann geht es in Richtung Überforderung. Die Anstrengung sollte dann verringert werden. Es soll ein »Gut-tu-Training« sein, kein »Weh-tu-Training«. Anders als mechanisches, leistungsorientiertes Üben macht erst Achtsamkeit bei den Bewegungen die Übungen zum Yoga. Das konzentrierte und Grenzen akzeptierende Achten auf alle Empfindungen beim Üben, einschließlich der Atmung, stellt einen weiteren Schutz vor Überforderungen dar.

Besonders leicht lassen sich Yoga-Übungen im Stehen in den Alltag integrieren. Ob in der Natur, zu Hause im Wohnzimmer oder im Büro – überall sind diese Übungen möglich.

Achtsames Stehen

Als Vorübung stellen wir uns zunächst gerade hin, wobei die Füße hüftbreit auseinander stehen. Durch das Schließen der Augen können wir genauer wahrnehmen, wie wir dastehen, können leichte Schwankungen und das Gewicht unseres Körpers auf den Fußsohlen spüren. Die mit der Atmung verbundenen Bewegungen im Bauch und in der Brust sowie kleine korrigierende Bewegungen, um im Gleichgewicht zu bleiben – all das können wir achtsam wahrnehmen.

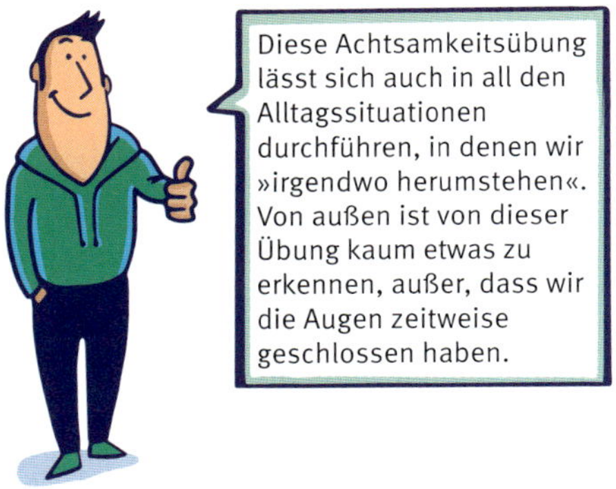

Wie stehe ich im Leben da? Die Beantwortung einiger Fragen kann helfen, sich über die eigene »Standfestigkeit« bewusster zu werden:

- Wie stehe ich da?
- Wie gut spüre ich den Kontakt zum Boden? Wie gut bin ich geerdet?
- Sind die Knie eher steif durchgedrückt oder eher locker und federnd?
- Ist das Gewicht eher nach vorne oder hinten verlagert oder bin ich im Gleichgewicht?
- Ist das Gewicht eher nach links oder rechts verlagert oder bin ich im Gleichgewicht?
- Ist dies meine übliche Haltung im Alltag?

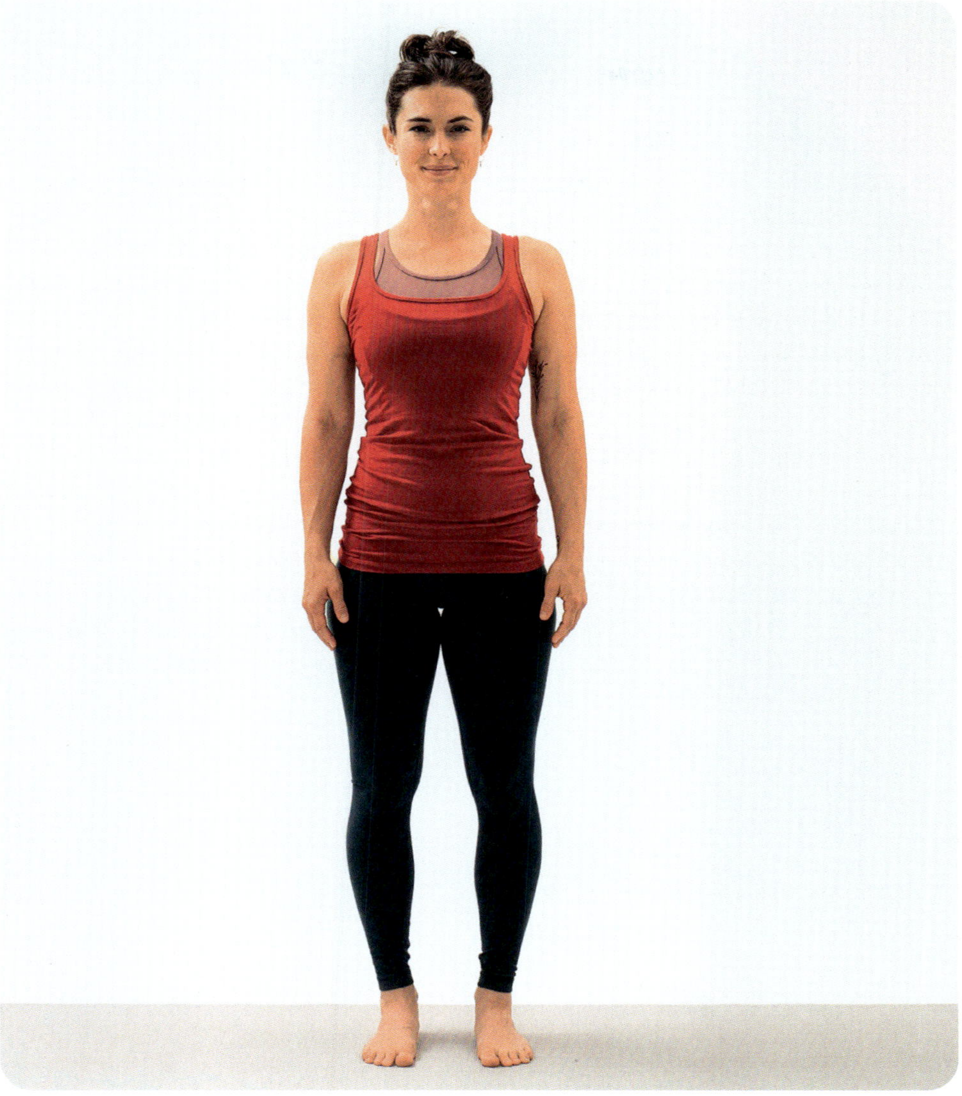

Der Berg: Verbindung von Erde und Himmel

Der Berg, Füße hüftbreit auseinander:

- Die Füße stehen hüftbreit auseinander. Die Arme hängen herab oder die Handinnenflächen liegen an den Außenseiten der Oberschenkel an.
- Beine und Gesäß leicht anspannen, die Hüfte etwas nach vorne schieben, um ein mögliches Hohlkreuz auszugleichen.
- Aufrichten und die Brust weiten, ohne den Bauch einzuziehen. Dazu die Handflächen nach vorne richten und das Brustbein anheben, die vorderen unteren Rippen zurückziehen.
- Über den Scheitelpunkt lang strecken. Manchen hilft die Vorstellung, Erde und Himmel miteinander zu verbinden oder wie von einem Faden am Scheitel nach oben gezogen zu werden.
- Achtsam alle Empfindungen wahrnehmen; vielleicht sind für das Stehen unnötige Spannungen, z. B. im Nacken-/Schulterbereich zu spüren. Diese nach Möglichkeit loslassen.
- Die Stellung eine bis mehrere Minuten beibehalten und hinterher nachspüren, wie sich die Haltung anfühlt, ob sich etwas verändert hat.

Der Berg, Füße geschlossen:

- Eine Variante der Stellung besteht darin, die Füße direkt aneinanderzustellen, sodass sie sich berühren. Welche Unterschiede sind festzustellen?

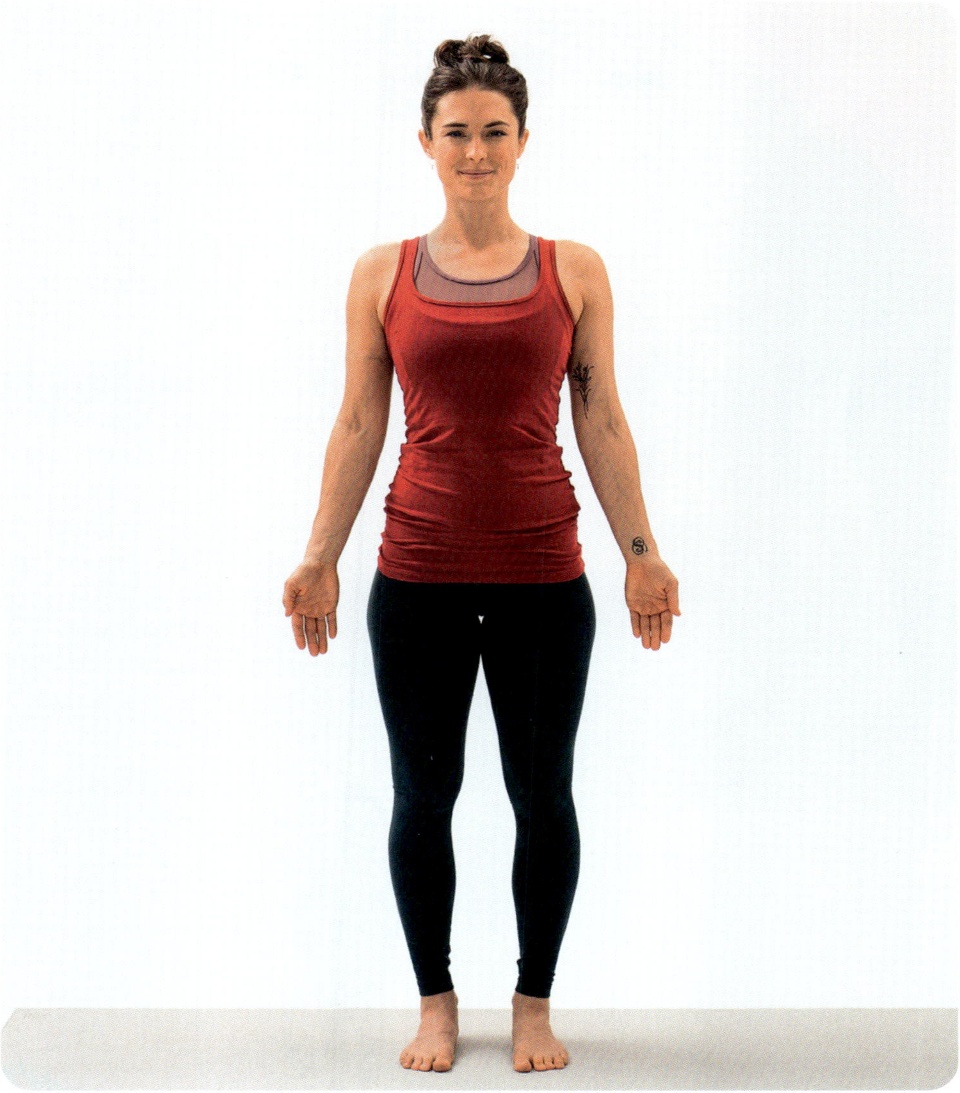

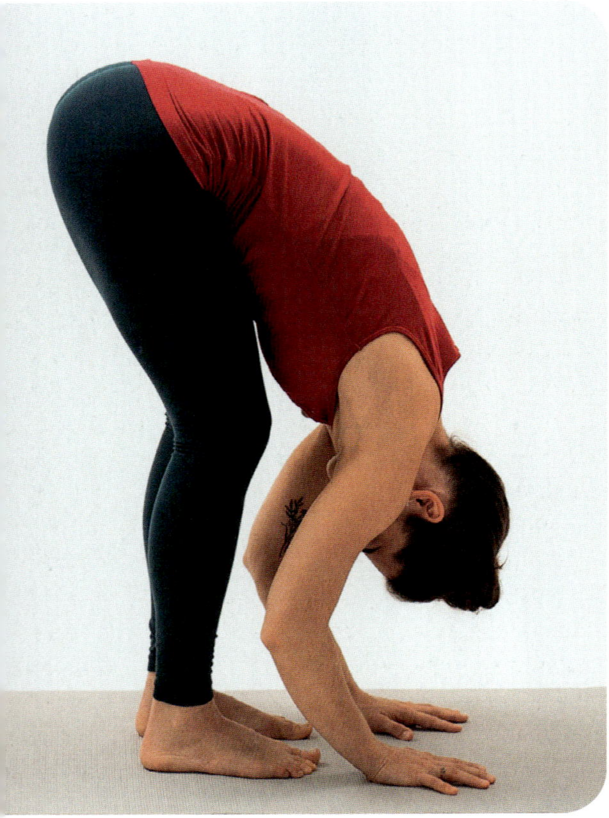

Hand-Fuß-Stellung

- Ausgangspunkt ist der aufrechte hüftbreite Stand wie beim »Berg«.
- Nun mit den Händen in die Hüften fassen und den Oberkörper langsam nach vorne und unten sinken lassen. Die Knie können leicht gebeugt sein.
- Wenn der Oberkörper nach unten gebeugt ist, können auch die Hände nach unten sinken.
- Den Kopf locker nach unten hängen lassen und den Nacken entspannen. In dieser Haltung für einige Atemzüge bleiben.
- Dann mit den Händen wieder in die Hüften greifen und langsam und behutsam wieder aufrichten.
- Einen Moment aufrecht mit locker herabhängenden Armen stehen bleiben und spüren, wie sich Rücken, Nacken, Arme und Beine anfühlen.

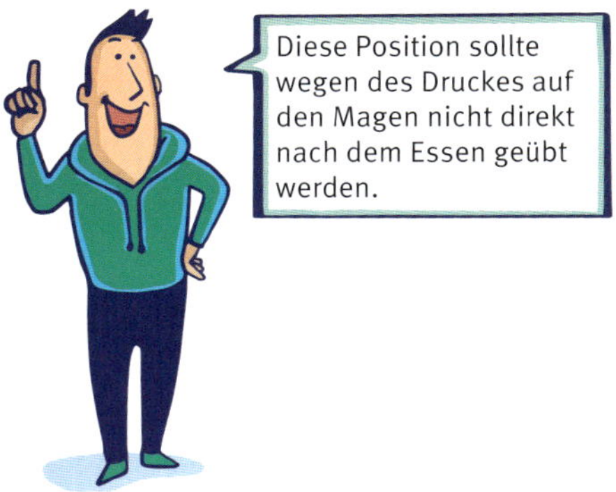
Diese Position sollte wegen des Druckes auf den Magen nicht direkt nach dem Essen geübt werden.

Der Stuhl

- Im aufrechten Stand stehen die Füße hüftbreit auseinander. Die Arme hängen locker herab.
- Arme über den Kopf nach oben ausstrecken.
- Zur Übungserleichterung können die Arme auch nach vorne bis in Schulterhöhe sinken. Sie zeigen dann in Schulterhöhe nach vorne (parallel zum Boden).
- Nun Knie beugen und dadurch etwas tiefer gehen, als wollten Sie sich auf einen Stuhl setzen. Diese Position einige Atemzüge lang oder länger halten.
- Zurückkommen in den aufrechten Stand und Arme locker nach unten hängen lassen. Spüren, wie sich Beine, Rücken und Arme anfühlen.

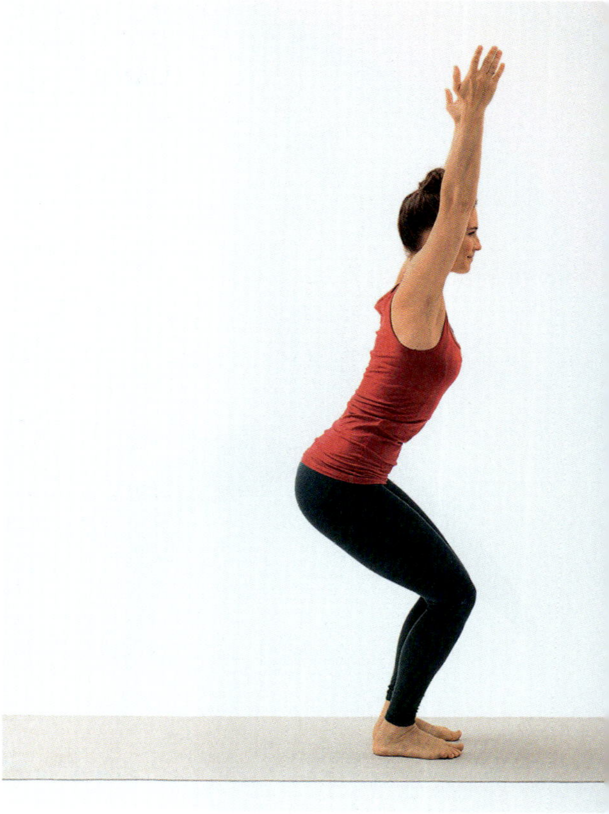

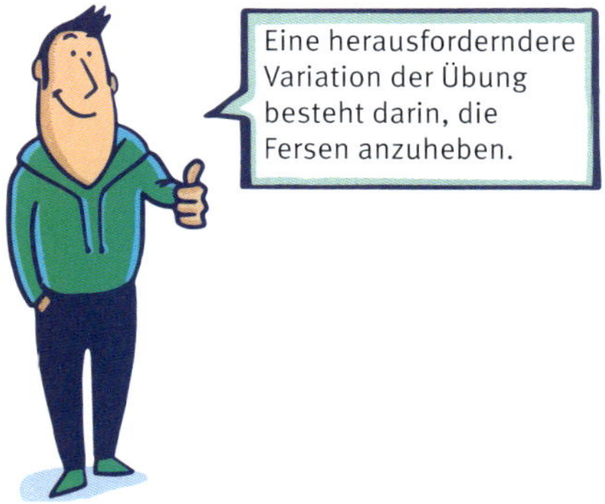
Eine herausforderndere Variation der Übung besteht darin, die Fersen anzuheben.

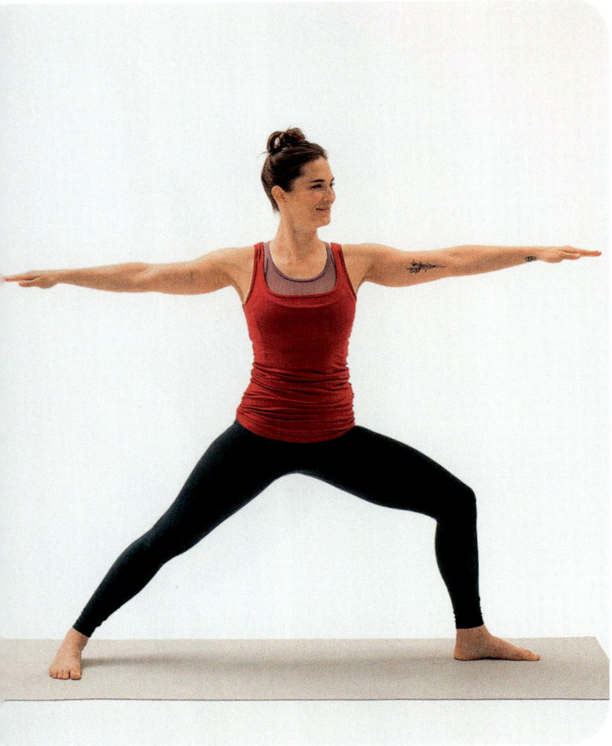

Heldin

- Im aufrechten Stand stehen die Füße hüftbreit auseinander. Die Arme hängen locker herab.
- Mit einem Bein einen großen Schritt nach hinten machen und den Fuß querstellen. Der andere Fuß bleibt stehen. Der Oberkörper ist aufrecht und gerade.
- Nun das vordere Bein etwas beugen, sodass Sie tiefer kommen und Spannung in dem Bein spüren.
- Den vorderen Arm in Schulterhöhe nach vorne ausstrecken und den hinteren Arm ebenfalls in Schulterhöhe nach hinten strecken. Über den vorderen Arm nach vorne schauen.
- Diese Stellung etwa eine Minute lang halten und dann in den Stand zurückkommen. Mit beiden Beinen nebeneinander wieder fest auf dem Boden stehen.
- Übung auf der anderen Seite wiederholen und in den Stand zurückkommen.
- Mit beiden Beinen nebeneinander wieder fest auf dem Boden stehen. Die Arme hängen locker herunter. Spüren, wie sich Rücken, Arme und Beine anfühlen.

Variation der Heldin

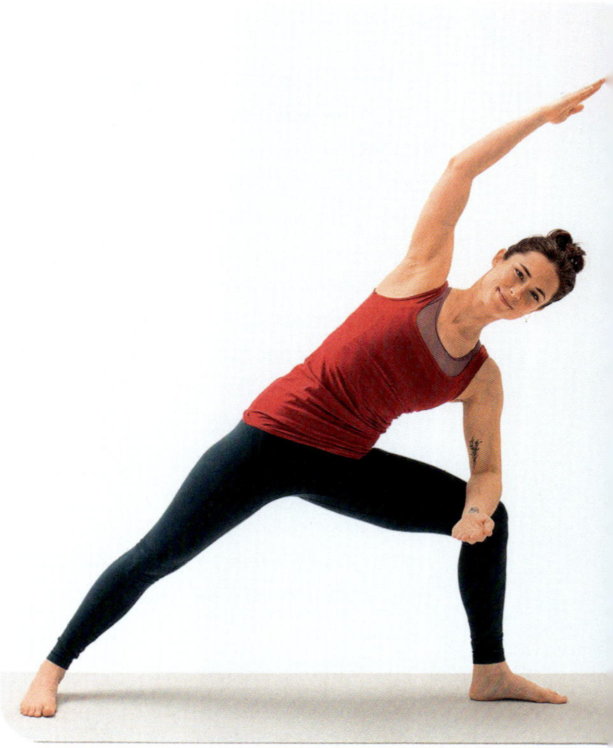

- Im aufrechten Stand mit einem Bein einen großen Schritt nach hinten machen und den Fuß quer stellen. Der andere Fuß bleibt stehen. Der Oberkörper ist aufrecht und gerade.
- Nun das vordere Bein etwa bis zum rechten Winkel beugen.
- Den Oberkörper seitlich in Richtung des Knies senken, wobei man sich mit dem Ellenbogen darauf abstützen kann.
- Den anderen Arm schräg nach oben in Verlängerung des gestreckten Beines ausstrecken.
- Diese Stellung etwa eine Minute lang halten und dann in den Stand zurückkommen.
- Übung auf der anderen Seite wiederholen und in den Stand zurückkommen.
- Die Arme hängen locker herunter. Spüren, wie sich Rücken, Arme und Beine anfühlen.

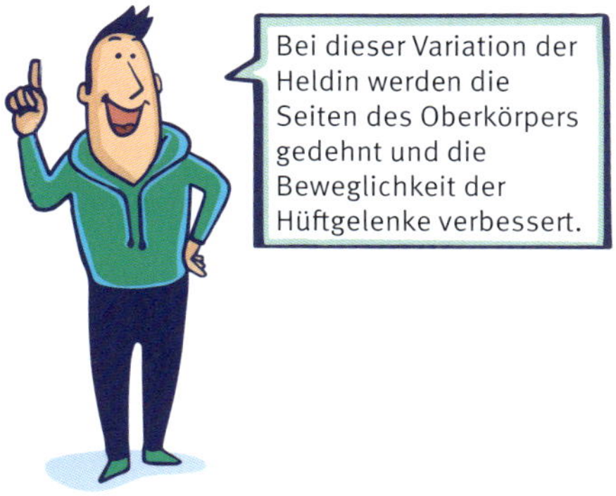
Bei dieser Variation der Heldin werden die Seiten des Oberkörpers gedehnt und die Beweglichkeit der Hüftgelenke verbessert.

Der Baum

- Im aufrechten Stand stehen die Füße hüftbreit auseinander. Die Arme hängen locker herab.
- Das Gewicht auf den rechten Fuß verlagern. Die Arme über den Kopf nach oben strecken, sodass sich die Handinnenflächen berühren.
- Den linken Fuß etwas anheben und an den Knöchel des Standbeins legen. Die Ferse drückt an den rechten Knöchel und die Zehen haben Halt auf dem Boden. So kann das Gleichgewicht gehalten werden.
- Diese Position einige Atemzüge lang halten. Dann wieder locker auf beiden Beinen stehen und die Arme sinken lassen.
- Nun die Übung mit dem anderen Bein wiederholen.
- Dann wieder locker auf beiden Beinen stehen und die Arme sinken lassen. Spüren, wie sich Füße, Beine und Arme anfühlen.

Variation für Fortgeschrittene: Diese Übung kann im Schwierigkeitsgrad gesteigert werden, indem der Fuß unterschiedlich hoch an das Standbein gesetzt wird. Bei Problemen mit der Balance kann man sich zunächst von jemandem stützen lassen oder sich an eine Wand anlehnen.

- Im ersten Schritt kann der Fuß in Höhe des Knöchels gesetzt werden, wobei es keinen Bodenkontakt mehr gibt.
- Wenn diese Variante mit beiden Beinen möglich ist, kann der Fuß später auch an die Wade, danach an die Innenseite des Knies und schließlich an die Innenseite des Oberschenkels gedrückt werden.
- Als Übungserleichterung können die Arme zunächst in Schulterhöhe zu den Seiten ausgestreckt werden. Bei besserer Balance werden die Arme aus der Seithalte nach oben gestreckt.
- Diese Positionen werden jeweils einige Atemzüge lang gehalten. Es wird wieder abwechselnd mit beiden Beinen als jeweiligem Standbein geübt.

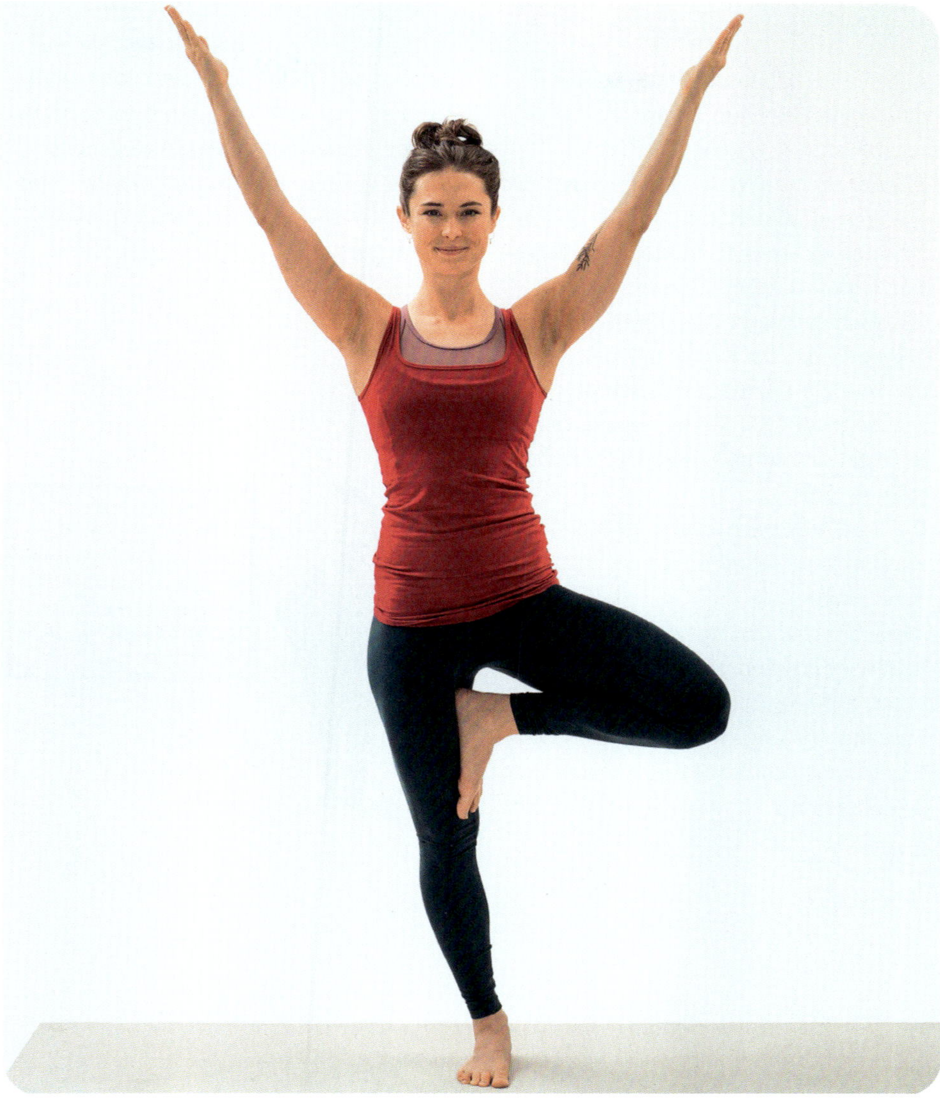

Tänzerin

- Aus einem stabilen aufrechten Stand das rechte Bein vom Boden heben und nach hinten strecken.
- Mit der rechten Hand zum rechten Fuß greifen und diesen zum Gesäß ziehen.
- Den linken Arm nach oben ausstrecken.
- Den Unterschenkel langsam nach hinten oben bewegen, Arm und Schulter bewegen sich nach hinten, wodurch Spannung im Arm und im Schulterbereich entsteht. Die Bauchmuskulatur ist leicht gespannt, um den Körper zu stabilisieren.
- Die Position einige Atemzüge lang halten und dann in die Ausgangshaltung zurückkehren.
- Den Übungsablauf mit dem linken Bein wiederholen. Die Position einige Atemzüge lang halten und dann in die Ausgangshaltung zurückkehren.
- Wie fühlen sich Schultern, Rücken und Beine jetzt an?

Variation: Waagerechte Tänzerin

- Für eine etwas herausfordernde Variante der Übung wird der Oberschenkel möglichst weit nach oben gebracht und der Oberkörper nach vorne geneigt. Der vordere Arm ist nun parallel zum Boden, also waagerecht nach vorne gestreckt.

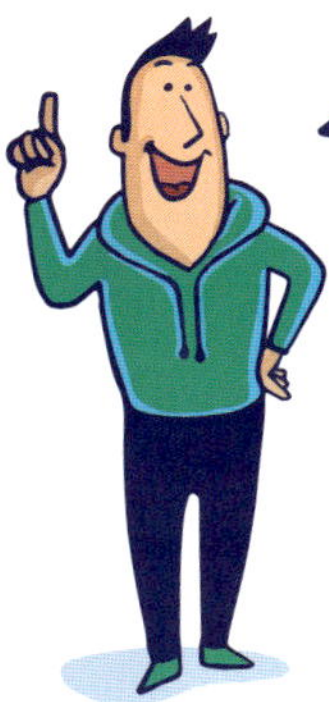

Die Übung stellt einige Anforderungen an die Balance. Bei Problemen kann man sich zunächst von jemandem stützen lassen oder sich an eine Wand anlehnen.

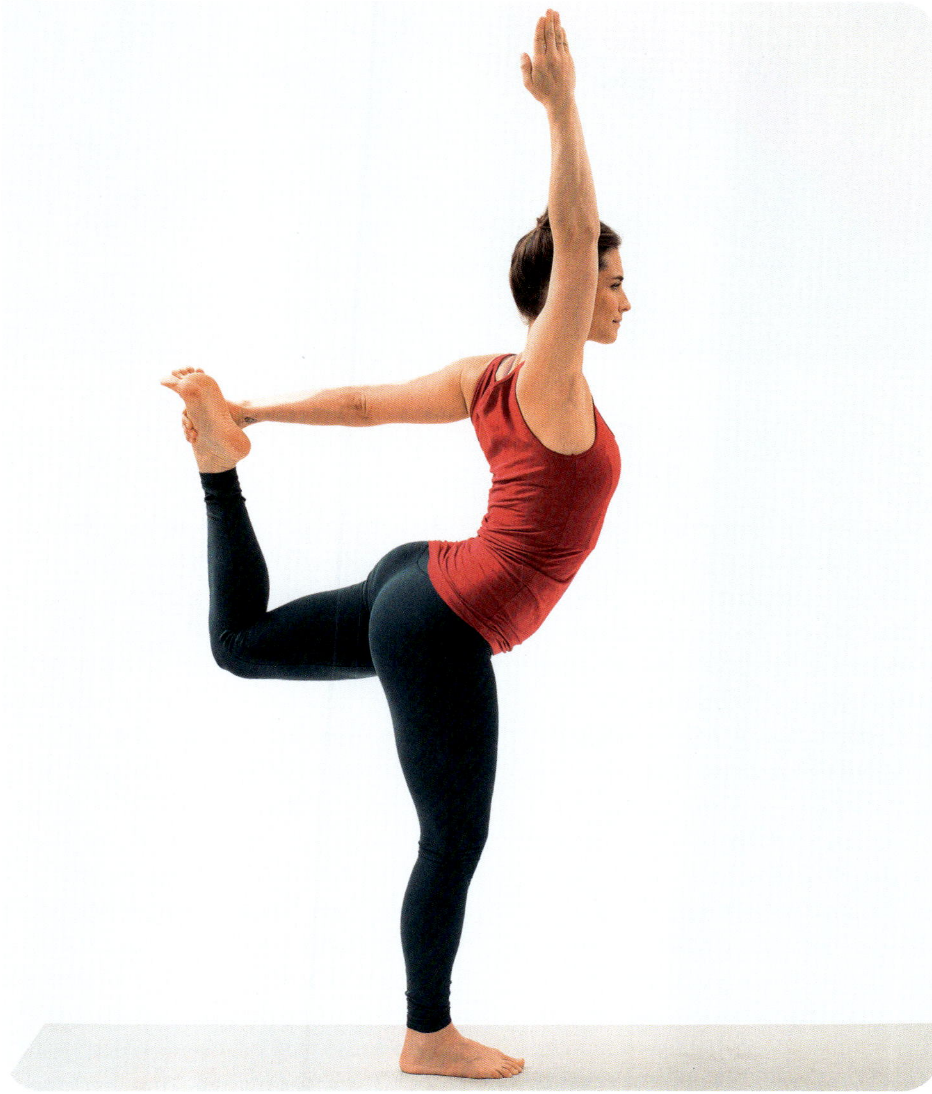

Akzeptanz und Befreiung: ACT!

Angst kann lähmend wirken. Die Akzeptanz- und Commitment-Therapie (ACT) ist eine Methode, aus der Passivität wieder in die Aktivität zu kommen.

Aufgrund von Vermeidungsverhalten geraten Angstpatient*innen oft in Sackgassen und schränken ihr Leben und Erleben ein. Bei der Akzeptanz- und Commitment-Therapie – abgekürzt ACT – geht es darum, Einschränkungen und Enge aktiv zu überwinden[22]. Im Ergebnis ist es ähnlich wie beim Expositionstraining (Seite 60), da die Konfrontation mit der ängstigenden Situation gesucht und ausgehalten wird. Allerdings geht es bei ACT um eine bestimmte Grundhaltung, die hilft, Vermeidungsverhalten zu überwinden. Menschen können sich ihre Werte und Ziele bewusst machen und diese verfolgen – auch dann, falls Angstgedanken im Weg stehen sollten.

ACT bedeutet kurz gefasst: Handele, werde aktiv, überwinde Blockaden und Hindernisse, die dir im Weg zu stehen scheinen! Dabei spielt eine achtsame, nicht wertende Haltung eine wichtige Rolle. Es geht um Akzeptanz für alles, was ist, also auch für Gedanken und Gefühle. Das bedeutet jedoch keine Resignation und keine Hilflosigkeit. Anders als bei der Kognitiven Verhaltenstherapie wird bei ACT nicht versucht, Gedanken zu verändern – auch nicht katastophisierende Angstgedanken. Vielmehr wird ähnlich wie bei der Meditation eine beobachtende, nicht wertende Haltung eingenommen. Automatisierte Gedanken werden als das angesehen, was sie sind: Produkte unseres

Gehirns und nicht die Realität. Auf diese Weise kann ein unproduktiver Kampf gegen Gedanken und Gefühle aufgegeben werden. Gleichzeitig ist eine Befreiung von angstbedingten Einschränkungen des Lebens möglich, da Angstgedanken zwar stehen gelassen werden, aber nicht befolgt werden müssen. Es ist möglich, das eine zu denken, aber etwas anderes zu tun und damit seinen Werten und Zielen zu folgen.

Viele Angstpatient*innen kämpfen gegen ängstigende Gedanken an. Allerdings lässt sich unser Gehirn Gedanken nicht verbieten. Wenn Sie die Aufgabe bekommen, keinesfalls an rosa Elefanten zu denken, wird das kaum gelingen: Allein schon durch diesen Auftrag beschäftigt sich Ihr Gehirn mit rosa Elefanten. Ähnlich ist es, wenn jemand versucht, sich ängstigende Gedanken zu verbieten.

Beispiel

Das Schulkonzert

» *Frau B. würde sehr gerne ein Schulkonzert miterleben, bei dem ihre Tochter im Chor singt. Soziale Ängste und die Angst vor einer Panikattacke stehen Frau B. aber im Wege, sodass sie schweren Herzens zu Hause bleibt, was für die Tochter eine große Enttäuschung ist. Dabei ist es für Frau B. ein wichtiger Wert, ihre Tochter zu unterstützen und ihre Entwicklung mitzuerleben. Daher fühlt sie sich sehr schlecht und hat das Gefühl, ihrer Rolle als Mutter nicht ausreichend gerecht geworden zu sein.*

Frau B. erkennt, dass ihr Vermeidungsverhalten ihren Zielen entgegensteht und sie von ihrem Wert, eine unterstützende Mutter für ihre Tochter zu sein, abbringt. Sie hat bisher gegen ihre Angstgedanken angekämpft, ohne sie erfolgreich vertreiben zu können, sodass am Ende das Vermeidungsverhalten siegte. «

Stattdessen wird eine gelassene und akzeptierende Haltung gegenüber automatisierten Angstgedanken eingenommen. Gleichzeitig lässt man sich von Angst nicht auf- oder von etwas abhalten. Das Wort »Angst« geht auf »Enge« zurück. Es wird eng und einschränkend im Leben, wenn die Angst regiert. Viele unter Angst leidende Menschen verfolgen nicht mehr ihre Ziele und lassen sich davon abbringen, nach ihren Werten zu leben.

Im Rahmen von ACT wird häufig mit Bildern, Geschichten und Metaphern gearbeitet, da sie meist eingängiger und tiefgehender sind als nüchterne Worte. Außerdem ist die Interpretation jedem selbst überlassen, was weniger belehrend und »von oben herab« wirkt. Vielen Menschen fällt es auf diese Weise leichter, das für sie Passende anzunehmen. Ähnlich ging es Frau B., für die die folgende Metapher sehr aufschlussreich war:

Angstgedanken können als ein inneres Monster angesehen werden. Menschen möchten ihren Werten und Zielen folgen, um ihr Leben nach ihren Vorstellungen zu

Das Monster wird einfach mitgenommen.

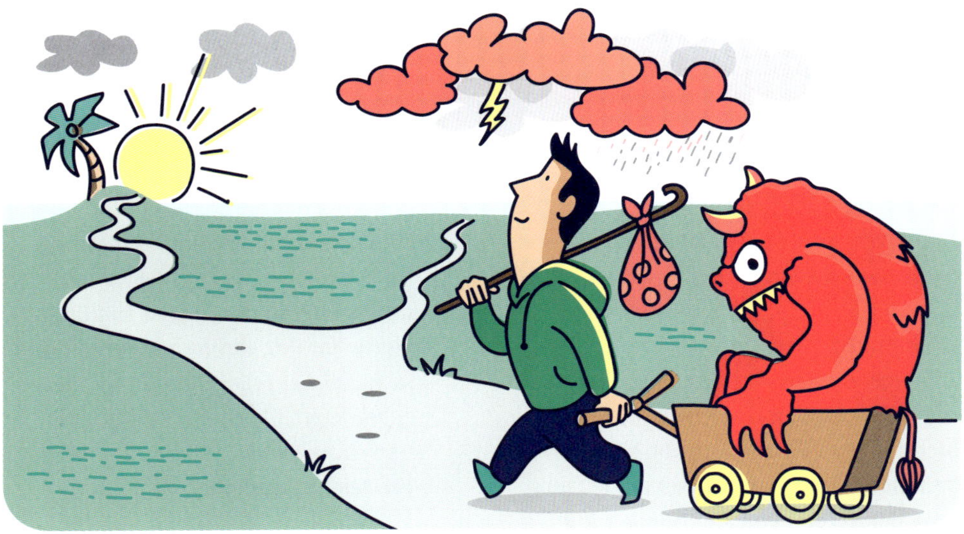

gestalten; dabei steht dieses Monster im Weg. Ein innerer Kampf mit dem Monster beginnt, es soll den Weg freimachen. Aber es erweist sich jedes Mal als stärker.

Eine Alternative besteht darin, den Kampf aufzugeben und den Weg gemeinsam mit dem Monster zu gehen. Zusammen mit der Angst das tun, was den eigenen Werten und Zielen entspricht, führt zu Befreiung. Damit wird es möglich, das eigene Leben den eigenen Vorstellungen entsprechend zu gestalten – trotz Angst.

Diese Metaphern machten Frau B. deutlich, worum es geht. Der bisherige Kampf und die Hoffnung, dass sich die Ängste legen würden, führten nur dazu, dass sie sich im Leben zunehmend eingeschränkt hatte. Die Ängste hatten sich sogar ausgeweitet. Es ging darum zu handeln, trotz und mit der Angst.

Eine weitere bildliche Darstellung half ihr zusätzlich dabei, sich der ängstigenden Situation zu stellen. Ihr Therapeut erläuterte ihr (in Anlehnung an Katz 2020[23]), dass das Angstzentrum – also die Amygdala – sich in einer entwicklungsgeschichtlich frühen Hirnregion befindet. Die Struktur ist der von einfachen Tieren wie Echsen und anderen Reptilien ähnlich. Die Hirnbereiche, die für Denken und Sprache notwendig sind, entwickelten sich erst später. Zwar hat die Aktivierung des Angstzentrums in einer realen Gefahrensituation eine wichtige Schutzfunktion, sie kann aber auch Fehlalarm auslösen. Bei Angstpatient*innen geschieht dies in harmlosen Situationen. Für das Überleben der Menschheit war es sicherer, wenn dieser Alarm einmal zu viel als einmal zu wenig ausgelöst wurde. Allerdings ist es quälend und einschränkend, wenn der Alarm in harmlosen Situationen ausgelöst wird und unsere Lebensqualität beeinträchtigt. Der Versuch, den Angstgedanken mit Vernunft beizukommen und sie dadurch zum Schweigen zu bringen, scheitert jedoch oft. Das liegt daran, dass diese frühe Hirnregion nicht auf Sprache und Argumente reagiert. Was die Amygdala dagegen versteht, sind konkrete Erfahrungen, z. B. die Erfahrung, dass es nicht um Leben und Tod geht, wenn Frau B. das Konzert ihrer Tochter besucht. Die Echse zu überzeugen, gelingt daher nicht durch Worte, sondern durch Taten. Zur Illustration zeichnete ihr Therapeut einen Kopf, in dem sich eine kleine Echse befand.

Für Frau B. war die Erläuterung und die Illustration sehr eindrucksvoll. »Dann bin ich es ja nicht, die diese Angst hat, sondern die kleine Echse in mir. Das macht mir Mut, mich den Ängsten zu stellen und meinen Weg zu gehen.«

Tatsächlich überwand sich Frau B. beim nächsten Konzert und begleitete ihre Tochter in die Schule. Stolz genoss sie das Konzert in der Aula. Zwar traten die Ängste auf, aber sie machte die Erfahrung, dass sie sie aushalten konnte. Vor allem deshalb, weil sie etwas tat, das einem ihrer wichtigsten Werte im Leben entsprach.

Ich habe Angstgedanken, ich bin sie nicht

Frau B. erkannte, dass sie gegen Angstgedanken nichts machen konnte. Sie musste ihnen jedoch nicht folgen: »Ich bin nicht meine Angstgedanken, ich habe sie.« Der Normalzustand ist, dass Menschen mit ihren Gedanken und Gefühlen verschmolzen, also quasi eins sind. Es ist aber auch möglich, eine akzeptierende beobachtende Haltung einzunehmen, bei der man sich bewusst ist, dass man immer auch etwas Anderes und mehr ist als die Angstgedanken. Diese nicht wertende und beobachtende Haltung wird bei Achtsamkeitsübungen und Meditation geübt. Hier knüpft ACT an, um Defusion, also eine Art Entschmelzung von Persönlichkeit und Angstgedanken, zu erreichen. Auf diese Weise lässt sich eine Befreiung erreichen, um den eigenen Werten und Zielen zu folgen, auch wenn Angstgedanken auftauchen sollten.

Befreiender Humor

Eine Möglichkeit, Angstgedanken nicht zu ernst zu nehmen und dadurch von ihnen zu entschmelzen, besteht darin, ihnen mit Humor zu begegnen. Wir müssen nicht alles »tierisch ernst« nehmen, auch nicht unsere Angstgedanken. Auf diese Weise gewinnen wir Freiheit, das zu tun, was uns wirklich wichtig ist, und können Blockaden überwinden.

- In einer Selbsthilfegruppe wurde Herrn R. vorgeschlagen, Angstgedanken mit Humor zu begegnen und sie dadurch zu entschärfen. Er hatte früher einmal den Film »Zur Sache, Schätzchen« gesehen und sich sehr darüber amüsiert. Es gibt dort einen Running Gag: Nach verschiedenen Szenen sagt ein lethargisch im Bett liegender junger Mann: »Das wird böse enden!« Wenn ihm Angstgedanken keine Ruhe ließen und im Wege standen, erinnerte er sich an diese Szene und musste darüber schmunzeln. Es gelang ihm, vieles nicht mehr so »schrecklich ernst« zu nehmen. Dadurch war es leichter, sich ängstigenden Situationen zu stellen und seinen Weg in Richtung seiner Werte und Ziele zu gehen.

- Schon im 19. Jahrhundert war die Redensart »Es ist ernst, aber nicht hoffnungslos« verbreitet. Karl Kraus soll die humorvollere Floskel geprägt haben: »Es ist hoffnungslos, aber nicht ernst!« Mit dieser zum Schmunzeln anregenden Formulierung half sich beispielsweise ein Student, der unter Prüfungsangst litt und manchmal vor Anspannung keinen klaren Gedanken mehr fassen konnte. Er hatte bereits einen Prüfungstermin wegen seiner Versagensängste ausfallen lassen. Die Wiederholungsprüfung war die letzte Chance, sein Studium fortzusetzen. Die humorvollere Herangehensweise (er bezeichnete es als »Galgenhumor«) half ihm, trotz der Angstgedanken zur Prüfung zu gehen – die er bestand.

Progressive Relaxation

Bewusste und systematische Entspannung der Muskulatur führt zu Beruhigung und Angstabbau.

Der amerikanische Psychologe und Arzt Edmund Jacobson veröffentlichte die von ihm entwickelte Progressive Relaxation erstmals 1929[24]. Sein populärwissenschaftliches Buch »You must relax« von 1934 fand große Beachtung.[25] Er hatte sich in umfangreichen Forschungen mit den Zusammenhängen zwischen geistiger und muskulärer Anspannung beschäftigt. Ihm standen für die damalige Zeit ungewöhnlich leistungsfähige Apparaturen zur Verfügung, mit denen er die bei Anspannung von Muskulatur auftretenden elektrischen Ströme messen konnte (Elektromyogramm). Dabei stellte er fest, dass innere Unruhe und Angst mit deutlichen Anspannungen der Muskulatur verbunden sind[26]. Sprichwörtlich sitzt uns »die Angst im Nacken« und tatsächlich verspannen sich häufig bei anhaltender Angst Muskelpartien, was beispielsweise zu Beschwerden im Halswirbelsäulenbereich und Spannungskopfschmerzen führen kann.

Allerdings führen nicht nur Ängste und andere psychische Anspannungen zu höherer Muskelspannung, sondern umgekehrt geht auch eine Lockerung der Muskulatur mit einem Ruhegefühl einher. Die Psyche nimmt Einfluss auf den Körper, und umgekehrt können körperliche Veränderungen auch Änderungen im psychischen Befinden hervorrufen.

Der Ansatzpunkt der Progressiven Relaxation ist diese Wechselwirkung zwischen psychischer und muskulärer Spannung. Durch das Training soll in systematischer Weise die Spannung der willkürlich steuerbaren Muskulatur herabgesetzt werden, wodurch wiederum eine psychische Entspannung hervorgerufen wird. Das vertiefte Ruhegefühl bewirkt seinerseits eine zunehmende Muskelentspannung, wodurch eine Art Kreisprozess zustande kommt: Je mehr die Muskeln entspannen, desto ruhiger werden Sie, und je ruhiger Sie werden, desto mehr entspannen sich Ihre Muskeln. So ist sowohl eine körperliche als auch eine seelische Entspannung erreichbar.[27]

Erst anspannen – dann entspannen

Edmund Jacobson machte in seinen Untersuchungen eine erstaunliche Beobachtung: Wenn beispielsweise die Muskeln des Unterarms durch das Ballen einer Faust kurze Zeit angespannt und dann wieder losgelassen wurden, kam es zu einer vertieften muskulären Entspannung. Auf diesem Grundprinzip, Entspannung durch vorausgehende Anspannung zu erreichen, beruht die Methode der Progressiven Relaxation. Dabei ist die Entspannungsphase deutlich länger als die Anspannungsphase. Man kann sich das Geschehen am Beispiel eines Pendels verdeutlichen: Wenn man ein Pendel in eine Richtung zieht und loslässt, dann schwingt es zurück, und zwar über den Ausgangspunkt hinaus. Ähnlich folgt auf eine kurzzeitige Anspannung einer Muskelgruppe nach dem Loslassen eine vertiefte Entspannung, wenn man sich genügend Zeit lässt.

Der Entspannungsprozess kann dadurch unterstützt werden, dass man seine Aufmerksamkeit möglichst genau auf den Wechsel von Anspannung und Entspannung richtet. Zunächst geht es darum, genau darauf zu achten, wie man die

Spannung empfindet. Dann erfolgt die Konzentration auf das angenehme Entspannungsgefühl. Durch diese Konzentration auf die Entspannungsgefühle lässt sich das Ruheerleben vertiefen.

Das Ziel besteht nicht nur darin, die Entspannungsfähigkeit generell zu verbessern. Es soll auch die Fähigkeit herausgebildet werden, sich in zunehmend kürzerer Zeit zu entspannen. Es wird daher neben einer 10-Schritte-Form der Progressiven Relaxation auch eine mentale Kurzform vorgestellt, für die nur wenige Minuten nötig sind. Schließlich wird die Fähigkeit eingeübt, sich innerhalb von wenigen Sekunden zu entspannen. Bei beginnenden Ängsten kann durch diese »Schnellentspannung« ein Angstabbau und eine Bewältigung der jeweils gegebenen Situation erreicht werden.

Sport, Spiel – Entspannung

Körperliche Aktivität ist nicht nur eine günstige Vorbereitung auf das Entspannungstraining, auch innere Spannungen und Angst lassen sich dadurch abbauen. An eine körperlich aktive Phase schließt sich eine Ruhephase harmonisch an. Aktivitäten wie Laufen, Fahrradfahren, Schwimmen, Wandern, Spaziergehen usw. lassen sich sehr gut mit Entspannungstraining kombinieren. Viele Menschen treiben Sport in Sport- und Freizeitcentern, wo sie Squash, Tennis, Badminton spielen oder auch Kraft- oder Fitnesstraining betreiben. In den meisten Sport- und Freizeitcentern gibt es Ruheräume, in denen man nach dem Duschen und vielleicht auch Saunieren ausruhen und sich erholen kann. Eine derartige Erholungsphase nach dem Sport eignet sich hervorragend für Entspannungsübungen.

Übungshaltungen

Körperhaltung und Kleidung sollten möglichst bequem sein. Insbesondere empfiehlt es sich, enge Gürtel oder Kleidungsstücke zu lockern. Zum Üben bieten sich Liege- oder Sitzpositionen an, in denen man locker bleiben kann.

Die Liegeposition: Als Liegeposition ist die Rückenlage zu empfehlen. Dabei kann der Kopf und Nacken eventuell durch ein Kissen unterstützt werden. Häufig wird

» Die Liegeposition und die angelehnte Sitzposition

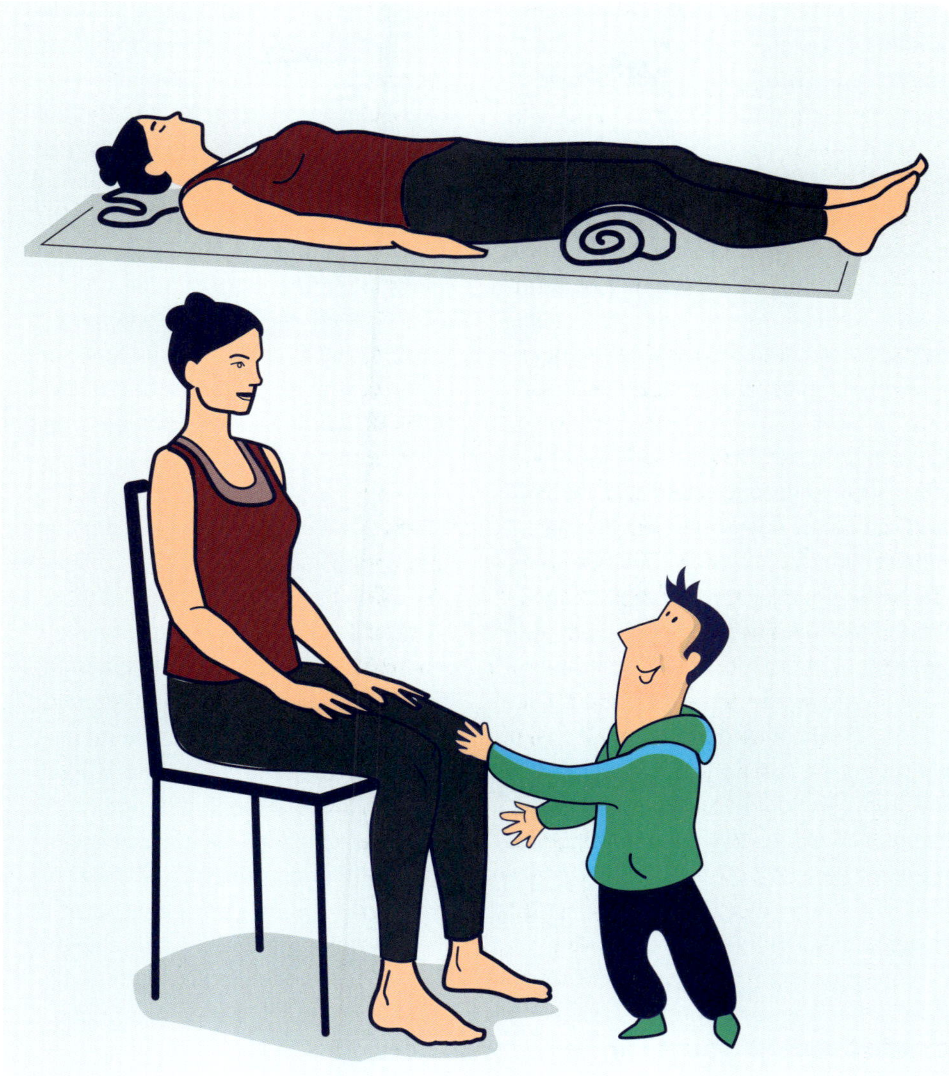

es als angenehm erlebt, eine zusammengerollte Decke oder eine Rolle unter die Knie zu legen. Die Arme sollten locker neben dem Körper liegen.

Die angelehnte Sitzposition: Das Üben in der Sitzhaltung ist deshalb von besonderer Bedeutung, weil man nur so in verschiedenen Alltagssituationen üben kann. Ein Bett ist nicht immer in der Nähe, aber ein Stuhl, Sessel oder eine sonstige Sitzgelegenheit lässt sich fast immer finden.

Für jeden geeignet ist die angelehnte Sitzposition. Dabei sitzt man auf einem Stuhl mit Lehne oder einem Sessel und lehnt sich gut an, sodass der Rücken festen Halt findet. Die Füße stehen in bequemem Abstand nebeneinander fest auf dem Boden, die Knie bilden etwa einen rechten Winkel. Die Arme können locker auf den Sessellehnen oder Oberschenkeln ruhen; sie sollten sich jedoch nicht berühren. Der Kopf kann leicht nach vorn sinken oder eventuell an eine Kopfstütze angelehnt sein.

Übungen im Stehen: Die Durchführung des Übungsprogramms in zehn Schritten ist im Stehen kaum möglich. Es lassen sich jedoch einzelne Übungen wie beispielsweise die Anspannung und Lockerung der Schultern und die Entspannung der Arme durchführen (beispielsweise in einer Schlange an einer Kasse). Hierbei die Schultern möglichst locker nach unten sinken und die Arme hängen lassen. Die Hände sollten locker geöffnet sein. Die Rücken- und Bauchmuskeln sowie Gesäß, Oberschenkel und Füße sind möglichst gelöst. Die Füße stehen etwa schulterbreit auseinander, die Knie sollten nicht durchgedrückt, sondern leicht gebeugt sein. Die Füße stehen gleichmäßig fest auf dem Boden.

Übungen in Bewegung: Ein Ziel des Trainings besteht auch darin, mehr Lockerheit und Gelöstheit in Bewegungsabläufen zu erreichen. Bei diesem Aspekt der so genannten differenziellen Entspannung (Seite 124) soll ein möglichst ökonomischer Einsatz von Muskelanspannungen erlernt werden. Nur diejenigen Muskelgruppen sollen angespannt werden, die für den jeweiligen Bewegungsablauf notwendig sind, während alle anderen Muskelgruppen möglichst entspannt bleiben. Auf diese Weise ist ein fließender und geschmeidiger Bewegungsablauf möglich und muskuläre Verspannungen werden vermieden.

Der Übungsablauf

Der Einstieg wird erleichtert, wenn ein ruhiger Raum ohne Störungen zur Verfügung steht. Dies ist aber nicht zwingend notwendig. Es ist in jedem Fall günstig, sich darauf einzustellen, auch in normalen Alltagssituationen üben zu können.

Das Schließen der Augen erleichtert die Übung, da man auf diese Weise einen großen Teil der Außenreize ausblendet und sich besser auf die inneren Vorgänge einstellen kann.

Insbesondere Angstpatient*innen kann es zunächst schwerfallen, die Augen beim Üben geschlossen zu halten. Erfahrungsgemäß kommt es in manchen Fällen zu einem Ansteigen von Angst beim Schließen der Augen, insbesondere in Anwesenheit anderer Personen. Es kann beispielsweise mit der Angst zu tun haben, die Kontrolle über die Situation zu verlieren.

Beim Schließen der Augen werden in aller Regel innere Vorgänge wie Körperfunktionen (Herzschlag, Atmung usw.), Empfindungen und Gefühle stärker bewusst. Dies kann beispielsweise bei körperbezogenen Ängsten zu einer ängstlichen Selbstbeobachtung führen.

In aller Regel treten allerdings nach einigen Übungsdurchgängen eine Gewöhnung und damit ein Abklingen der Angst ein (Habituation). Daher sollte das Training bei Anfangsschwierigkeiten nicht aufgegeben werden. Unter Umständen ist es eine Entlastung, zunächst einmal mit offenen Augen zu üben.

Bei geschlossenen Augen kann es angstlindernd wirken, wenn man sich bewusstmacht, dass man jederzeit die Augen öffnen kann, und dies beispielsweise auch ausprobiert. Eine weitere wichtige Maßnahme kann darin bestehen, sich klarzumachen, dass jederzeit die Übung durch vorzeitiges Zurücknehmen (Seite 116) beendet werden kann.

Neben der Möglichkeit, die Übung jederzeit vollständig abzubrechen, kann sie auch »dosiert« zurückgenommen werden: Falls die Sorge auftauchen sollte, dass die Entspannung »zu tief« sei oder dass die Kontrolle verloren gehe, kann bereits das Bewegen eines Fingers oder einer Hand oder eines Armes oder das kurze Öffnen und Schließen der Augen eine dosierte »vertrauensbildende Maßnahme« sein.

Durch das Entspannungstraining wird nichts »Schlimmes« geschehen. Das »Schlimmste«, was eintreten kann, ist, dass man ungewollt einschläft. Es kann hilfreich sein, einen Wecker zu stellen, um keine eventuell vorhandenen wichtigen Termine zu verpassen.

Das Grundprinzip der Progressiven Relaxation:

- Muskeln jeweils für etwa 10 Sekunden anspannen.
- Die Anspannung soll deutlich spürbar sein, ohne in übermäßige Anstrengung oder gar Verkrampfung überzugehen.
- Möglichst normal weiteratmen.
- Nach etwa 10 Sekunden die Spannung wieder vollständig lösen.
- Für etwa eine halbe Minute ruhen.
- Dabei auf die Empfindungen in den jeweiligen Muskeln achten.
- Besonders die Veränderungen erspüren, die auf die vollständige Lösung der Muskeln folgen.

Durch die Konzentration auf die Entspannung und ein Genießen der Übung lässt sich der Ruhezustand deutlich vertiefen. Deshalb ist es wichtig, dass die Entspannungsphase deutlich länger (ca. 30 Sekunden) dauert als die Anspannungsphase (ca. 10 Sekunden): Der Schwerpunkt soll auf der Entspannung liegen. Die einzelnen Übungen können bei Bedarf ein- bis zweimal wiederholt werden.

In dem am Ende der Übungen erreichten vertieften Ruhezustand kann man je nach Belieben und der zur Verfügung stehenden Zeit länger oder kürzer verweilen.

Alles hat ein Ende ...: die Zurücknahme

Die Übung wird durch bewusste Aktivierung beendet:

1. Arme mehrmals fest anbeugen und recken, strecken, rekeln
2. mehrmals tief durchatmen
3. Augen auf

Falls man dennoch müde und «schlapp« sein sollte, kann man das Zurücknehmen wiederholen, am offenen Fenster tief durchatmen, sich bewegen. Das Zurücknehmen sollte allerdings unterbleiben, wenn man anschließend schlafen will. Dann lässt man den Entspannungszustand in den Schlaf übergehen.

Progressive Relaxation in 10 Schritten

Die von Volkshochschulen oder von Krankenkassen angebotenen Kurse umfassen meist die Langform der Progressiven Relaxation in etwa 20 Übungsschritten. Dadurch ist die Übung zwar sehr differenziert und effektiv, man benötigt aber mindestens 30 Minuten Zeit. Kurzformen verringern den Zeitaufwand und das Training wird alltagstauglicher. Eine Kurzform in 10 Schritten, für die etwa 10 Minuten benötigt wird, soll hier vorgestellt werden.

Es werden folgende Muskelgruppen einbezogen: Unterarme, Oberarme (Bizeps), Oberarme (Trizeps), Schultern, Gesicht, Rückenmuskeln, Bauchmuskeln, Oberschenkel- und Gesäßmuskeln, Unterschenkel.

Ein Vorteil dieses Übungsaufbaus liegt darin, dass sich die Reihenfolge der Übungen gleichsam von selbst ergibt: Auf die Unterarme folgen die Oberarme, dann die Schultern, der Nacken, das Gesicht, der Rücken usw. Diese Anordnung erleichtert das Üben, da nach einigen Wiederholungen der Ablauf völlig klar ist und sich von

Im Überblick: Die Übungen der Progressiven Relaxation in 10 Schritten

1. Hand und Unterarm
   Faust ballen (z. B. rechts)
2. Hand und Unterarm
   Faust ballen (z. B. links)
3. Oberarme
   Oberarme anbeugen (Bizeps)
4. Oberarme
   Oberarme strecken (Trizeps)
5. Schultern
   Schultern hochziehen
6. Gesicht
   Gesichtsmuskeln anspannen, Grimasse
7. Rückenmuskeln
   Schulterblätter nach hinten ziehen
8. Bauchmuskeln
   Bauch einziehen
9. Oberschenkel und Gesäßmuskeln
   Oberschenkel und Gesäß anspannen
10. Unterschenkel
    Gegenspannung in Schienbein- und Wadenmuskeln

selbst ergibt. Ein »Auswendiglernen« ist also nicht notwendig.

Übungsablauf der Kurzform in 10 Schritten

1. Hand und Unterarm

Vorbereitung: Wenden Sie sich einer Hand zu. Machen Sie sich bewusst, wie sie sich anfühlt.

Anspannung: (etwa 10 Sekunden): Ballen Sie diese Hand zur Faust. Steigern Sie die Spannung, bis Sie sie deutlich spüren, ohne zu verkrampfen. Achten Sie auf das Spannungsgefühl im Unterarm, in der Hand …

Loslassen: (etwa 30 Sekunden): Jetzt lassen Sie los. Lassen Sie den Arm ganz bequem und ganz locker liegen. Spüren Sie das unterschiedliche Gefühl im Unterarm, in der Hand. Gönnen Sie sich dafür etwas Zeit …

2. Hand und Unterarm

Vorbereitung: Nun konzentrieren Sie sich bitte auf die andere Hand. Wie fühlt sie sich in diesem Moment an?

Anspannung: Hand zur Faust ballen. Auf das Spannungsgefühl im Unterarm, in der Hand, in den Fingern achten.

Loslassen: Wieder loslassen. Dem Arm erlauben, ganz bequem und locker zu liegen. Auf das unterschiedliche Gefühl im Unterarm, in der Hand, in den Fingern achten. Die Entspannung kann sich mehr und mehr ausweiten.

3. Oberarme (Bizeps)

Vorbereitung: Konzentrieren Sie sich als Nächstes auf die Oberarme. Machen Sie sich bewusst, wie sie sich anfühlen.

Anspannung: Arme in Richtung Schultern beugen. Die Muskeln der Oberarme anspannen – Hände dabei möglichst lockerlassen. Spannung in den Oberarmen spüren.

Loslassen: Vollständig loslassen, Arme ruhen bequem. Aufmerksamkeit zu den Armen lenken. Lockerung und Lösung der Oberarmmuskeln spüren. Noch ein wenig mehr loslassen.

4. Oberarme (Trizeps)

Vorbereitung: Nun gehen Sie weiter zu den Streckmuskeln auf der Rückseite der Oberarme. Wie fühlen sie sich an?

Anspannung: Handinnenflächen nach oben, Arme strecken, und gegen die Unterlage drücken. Auf die Spannung in den Streckmuskeln der Oberarme achten.

Loslassen: Spannung vollständig lösen und Arme bequem zurücksinken lassen. Wie fühlt es sich in den Oberarmen an? Die Entspannung kann sich mehr und mehr ausdehnen.

5. Schultern

Vorbereitung: Wenden Sie sich bitte den Schultern zu. Machen Sie sich bewusst, wie sich dieser Körperbereich anfühlt.

Anspannung: Schultern ganz hoch in Richtung Ohren ziehen und auf das Spannungsgefühl in den Schultermuskeln achten.

Loslassen: Wieder vollständig loslassen: Die Schultern sinken ganz zurück. Genießen Sie das angenehme Gefühl der Lockerung und Lösung der Muskeln.

6. Gesicht

Vorbereitung: Lenken Sie Ihre Aufmerksamkeit zu Ihrem Gesicht.

Anspannung: Zähne aufeinanderbeißen, Augen zusammenkneifen und Gesichtsmuskeln anspannen.

Loslassen: Spannung wieder völlig lösen. Dem Gesicht erlauben, ganz gelöst, ganz glatt zu sein: der Stirn, der Augenpartie, den Wangen, dem Mund, wobei der Mund sich leicht öffnen kann.

7. Rückenmuskeln

Vorbereitung: Nun konzentrieren Sie sich bitte auf Ihren Rücken. Machen Sie sich bewusst, wie er sich anfühlt.

Anspannung: Rückenmuskeln anspannen durch Zusammenziehen der Schulterblätter nach hinten zur Wirbelsäule hin. Spannung der Rückenmuskeln spüren.

Loslassen: Rückenmuskeln völlig lösen. Beachten Sie das angenehme Gefühl.

8. Bauchmuskeln

Vorbereitung: Nun gehen wir weiter zu den Bauchmuskeln. Wie fühlt es sich hier in diesem Moment an?

Anspannung: Bauchmuskeln anspannen: Bauch einziehen. Auf das Spannungsgefühl in den Bauchmuskeln achten.

Loslassen: Wieder ganz loslassen. Die Bauchmuskeln vollständig lösen. Spüren Sie das unterschiedliche Gefühl. Noch ein wenig mehr loslassen.

9. Oberschenkel und Gesäß

Vorbereitung: Wenden Sie sich nun bitte Ihren Beinen zu. Machen Sie sich bewusst, wie diese sich anfühlen.

Anspannung: Gesäß- und Oberschenkelmuskeln anspannen. Spannungsgefühl im Gesäß und in den Oberschenkeln bewusst machen.

Loslassen: Völlig loslassen. Die Beine ganz lockerlassen. Genießen Sie das angenehme Gefühl von Lockerung und Lösung in den Gesäß- und Oberschenkelmuskeln. Lassen Sie vollständig los.

10. Unterschenkel

Vorbereitung: Lenken Sie Ihre Aufmerksamkeit zu den Unterschenkeln.

Anspannung: Die Beine bleiben in ihrer Position, Zehen und Füße in Richtung Gesicht ziehen. Gegenspannung in den Schienbein- und Wadenmuskeln erzeugen, Spannung in den Unterschenkeln spüren und auf das Spannungsgefühl achten.

Loslassen: Spannung vollständig lösen, Beine bequem und locker ruhen lassen. Wie fühlen sich die Unterschenkel nun an? Das angenehme Gefühl spüren.

Entspannung und Achtsamkeit

Achtsamkeit ist für das Üben der Progressiven Relaxation eine große Hilfe, da unser Geist dazu neigt, immer wieder abzuschweifen. So lässt sich eine achtsame Haltung herstellen:

- Früher oder später werden Gedanken, Pläne, Tagträume, Probleme auftauchen und die Aufmerksamkeit von der jeweiligen Übung ablenken. Das ist vollkommen in Ordnung und normal und nichts, wogegen man verärgert ankämpfen muss. Das Abschweifen der Gedanken behutsam zulassen und beobachten (»Aha, da sind Gedanken«). Dann den »Scheinwerfer des Bewusstseins« sanft wieder auf die gerade anstehende Übung richten.
- Die Gedanken werden sicher wieder und wieder abschweifen. Auch dies akzeptieren und beobachten und dann wieder mit der Aufmerksamkeit zur Übung und den damit verbundenen Empfindungen zurückkehren.

Ruhevorstellungen

Je nach Bedürfnis kann man im Zustand der vertieften Ruhe länger oder kürzer bleiben. Menschen mit einem plastischen Vorstellungsvermögen können sich auch auf eine Ruhevorstellung konzentrieren, wodurch sich die Entspannung weiter vertiefen kann. Als Ruhevorstellungen bieten sich beispielsweise Landschaft- und Naturszenen an, die als friedlich und beruhigend erlebt werden. Alle Erinnerungen, Situationen und Begebenheiten, die mit einem Gefühl von Ruhe verbunden sind, eignen sich für diesen Zweck. Dabei können auch alle Sinne angesprochen werden: Sehen, Hören, Riechen, Schmecken und Spüren.

Bodyscan

Eine weitere Möglichkeit der Vertiefung der erreichten Ruhe ist der Bodyscan (Seite 84). Wir gehen den Körper in der Vorstellung, beginnend mit den Händen und Unterarmen, nochmals Schritt für Schritt durch und machen uns Empfindungen von Spannung und Entspannung bewusst. Dabei kann man eventuell noch mehr loslassen.

Das Ziel des Bodyscan liegt nicht nur darin, die erreichte Entspannung weiter zu vertiefen. Vielmehr geht es auch darum, die Körperwahrnehmung zu schulen. Den meisten Menschen ist nur unzureichend bewusst, welche Muskeln angespannt und welche entspannt sind. Häufig werden Verspannungen erst dann gespürt, wenn körperliche Probleme wie z. B. Schmerzen auftreten. Eine Voraussetzung zum frühzeitigen Gegensteuern und Entspannen ist eine entsprechend geschulte Wahrnehmungsfähigkeit auch leichterer muskulärer Anspannungen. Nur das, was ich wahrnehme, kann ich auch verändern. Dadurch wird es möglich, bereits bei beginnenden Ängsten loszulassen und zu entspannen. Der Bodyscan macht es möglich, Angst- und Stress in vielen Alltagssituationen frühzeitig abzubauen.

Kurzentspannung durch mentales Training

Ein wichtiges Ziel der Progressiven Angstbewältigung liegt darin, sich innerhalb möglichst kurzer Zeit in beliebigen Alltagssituationen entspannen zu können – was immens praktisch sein kann. Mithilfe eines mentalen Trainings kann man lernen, sich relativ schnell zu entspannen. Dieses mentale Training wird auf den Übungen der Progressiven Relaxation aufgebaut.

Wie beim Bodyscan (Seite 84) geht man den Körper Schritt für Schritt im Geiste durch, um durch die Imagination von Entspannungsempfindungen einen zunehmenden Entspannungszustand zu erreichen. Es geht also um die Vorstellung der Entspannungsempfindungen der jeweiligen Muskelgruppe.

Hierbei wird das Bewusstsein Schritt für Schritt auf die in die zehn Übungen der Progressiven Relaxation einbezogenen Muskelgruppen gerichtet. Dabei wird versucht, sich die Entspannung der jeweiligen Muskelgruppe möglichst gut vorzustellen. Diese Vorstellung trägt dann wiederum zu einer Entspannung der entsprechenden Muskeln bei. Zur Einstimmung auf die Übung wird die Aufmerksamkeit zunächst auf die Atmung gelenkt und die Atmungsmuskulatur möglichst gut entspannt.

Es ist möglich, beliebig lange in dem erreichten Ruhezustand zu bleiben, bis die Übung durch das Rücknahmeritual beendet wird. Natürlich braucht man die Übung nicht zurückzunehmen, wenn vor dem Einschlafen geübt wird. Dann kann man den Entspannungszustand einfach in den Schlaf übergehen lassen.

Zeitaufwand

Für die einzelnen Übungsschritte sollten zu Beginn etwa 30 bis 40 Sekunden veranschlagt werden. Auf diese Weise dauert ein Übungsdurchgang etwa 6 bis 8 Minuten. Mit zunehmender Vertrautheit mit dem Übungsablauf und schnellerem Einsetzen der Entspannungsempfindungen kann die Übungszeit Schritt für Schritt reduziert werden.

Die benötigte Übungszeit für ein zufriedenstellendes Ergebnis ist individuell unterschiedlich. Hier empfiehlt es sich zu experimentieren, um den persönlichen Rhythmus kennenzulernen.

Ein wichtiger Vorteil dieser mentalen Übung besteht in dem relativ geringen Zeitaufwand. Dadurch lässt sich diese Übung in sehr vielen Alltagssituationen gut anwenden. Einige wenige Minuten können in aller Regel auch viel beschäftigte und gestresste Menschen erübrigen, um eine erhöhte innere Anspannung zu reduzieren.

Dies ist bei Angststörungen auch vorbeugend wichtig. Wie bereits erwähnt, können überfordernde Stressbelastungen zur Auslösung von Angstattacken beitragen (Seite 33). Daher bietet ein Abbau überzogener innerer Anspannungen einen gewissen Schutz davor, dass unrealistische Ängste sich Raum nehmen.

Außerdem ist es möglich, bei den ersten Anzeichen einer ängstlichen Unruhe das mentale Kurzentspannungstraining durchzuführen. Auf diese Weise kann den bereits geschilderten, bei Angst oft auftretenden Aufschaukelungsprozessen entgegengewirkt werden, indem beginnende Angst aktiv bewältigt wird.

Anleitung: Mentale Kurzentspannung

Nehmen Sie eine bequeme Haltung ein. Lockern und lösen Sie Ihre Muskeln. Senden Sie Ihre Aufmerksamkeit zu Ihrer Atmung. Erlauben Sie Ihrer Atmung, ruhig und regelmäßig zu sein.

Anspannung: Atmen Sie tief ein, halten Sie die Luft einige Sekunden an und achten Sie auf die Entspannung der Atemmuskulatur …

Loslassen: Erlauben Sie der Atemluft, ganz hinauszuströmen. Erlauben Sie der Atmung, ruhig und gleichmäßig zu gehen. Lassen Sie ganz los und achten Sie auf die wohltuende Lockerung und Lösung.

- Achten Sie auf eine Hand, egal auf welcher Seite, und auf einen Unterarm … und loslassen, ganz locker lassen.
- Und weiter zur anderen Hand, zum anderen Unterarm … und loslassen. Alle Spannung ganz hinausfließen lassen.
- Weiter zu beiden Oberarmen … und loslassen, ganz gelöst, ganz locker.
- Weiter zu den Schultern … und loslassen, ganz gelöst, ganz loslassen …
- Weiter zu den Wangen und Kiefernmuskeln … und loslassen, ganz locker, ganz gelöst.
- Weiter zur Stirn … und loslassen, der Stirn erlauben, ganz gelöst, ganz glatt zu sein.
- Und weiter zum Rücken … und loslassen, ganz gelöst, ganz locker.
- Und weiter zu den Bauchmuskeln … und loslassen, ganz locker, ganz gelöst.
- Weiter zu Gesäß und Oberschenkeln … und loslassen, ganz locker, ganz gelöst.
- Weiter zu den Unterschenkeln und Füßen … und loslassen, ganz loslassen, ganz gelöst.

Die mentale Kurzentspannung kann nach der letzten Übung direkt durch eine Rücknahme beendet werden:

- Arme mehrmals fest anbeugen
- gut durchatmen
- Augen öffnen

Differenzielle Entspannung

Unter differenzieller Entspannung versteht man die Entspannung aller Muskeln, die zu einer Tätigkeit nicht benötigt werden. D. h., jede Aktivität wird am besten mit einem Minimum an muskulärer Anspannung durchgeführt.

Da chronische Überforderung das Entstehen von Angststörungen begünstigt, ist es hilfreich, sich jederzeit optimal entspannen zu können. Dies setzt Wahrnehmungsschulung voraus: Nur das, was jemand wahrnimmt, kann er auch verändern. Die Wahrnehmungsschulung wird durch die regelmäßige Durchführung der Progressiven Relaxation erreicht. Mit der Zeit steigt die Sensibilität für die bei Spannung und Entspannung auftretenden Empfindungen, sodass Anspannungen frühzeitig wahrgenommen werden.

Dieser Prozess kann durch den bewussten Vorsatz gefördert werden, das Bewusstsein wiederholt auf den körperlichen Spannungszustand zu richten. Dies kann beispielsweise dadurch geschehen, dass man von Zeit zu Zeit innehält und einmal überprüft: Wie sitze oder stehe ich? Wenn man eine kurze Pause macht oder wartet, kann man die in das Training einbezogenen Muskelgruppen im Sinne des Bodyscan (Seite 84) im Geiste durchgehen und sich den Spannungszustand bewusst machen.

Signalwort »Loslassen«

Falls unnötige Anspannungen identifiziert werden, ist es möglich, sie zu lösen. Dies kann u. a. durch den Einsatz des Signalwortes »loslassen« erreicht werden. Dieses Wort »loslassen« wurde bewusst immer wiederkehrend in den Anleitungstexten als Signal für den Prozess der Entspannung eingesetzt. Durch das wiederholte Üben kommt es zu einer konditionierten Verbindung zwischen diesem Signalwort und dem dann eintretenden Entspannungszustand.

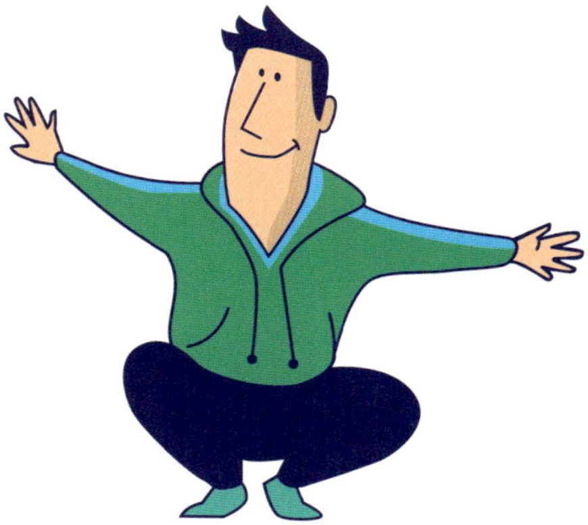

Die Ergebnisse der Lerntheorie zeigen, dass bestimmte Reize (wie z. B. das Signalwort »loslassen«), die oft mit einem bestimmten Zustand in Verbindung auftreten, eine Art Auslösekraft für diesen Zustand bekommen. Die Konzentration auf das Signalwort »loslassen« führt dementsprechend nach einiger Übungserfahrung zu einer Entspannungsreaktion.

Dieser Prozess lässt sich auch dadurch unterstützen, dass die Konzentration auf das Signalwort während des Ausatmens erfolgt. Während der Ausatmung kommt es zu einer Lockerung der an der Atmung beteiligten Muskulatur, sodass die Anspannung sinkt.

Differenzielle Entspannung im Alltag

Mit der differenziellen Entspannung und dem Einsatz des Signalwortes »loslassen« steht eine Entspannungsmöglichkeit zur Verfügung, die in fast allen Alltagssituationen eingesetzt werden kann. Auf diese Weise ist es möglich, Anspannungen aufgrund von Angst und Stress frühzeitig zu erkennen und abzubauen. Entspannung ist ein mit Angst unvereinbares Erleben.

Ein weiterer angstlösender Effekt liegt darin, dass die gewonnene Fähigkeit zur aktiven Stress- und Angstbewältigung Gefühle von Hilflosigkeit abbaut. Die bei chronischen Ängsten meist auftretenden Hilflosigkeitsgefühle verstärken in aller Regel das Angsterleben. Dementsprechend fördert die differenzielle Entspannung nicht nur die Lebensqualität durch Stressabbau, sondern ermöglicht auch das Erleben von angstvermindernder Selbstwirksamkeit. Das Selbstbewusstsein wird vergrößert und die Stimmungslage verbessert.

Mentales Training

Mentales Training kann dabei helfen, Ängste aushalten zu lernen, um sie letztlich zu überwinden.

Der Abbau unrealistischer Ängste gelingt am effektivsten durch eine Gewöhnung an die angstauslösende Situation. Diese Habituation kann jedoch nur durch Konfrontation geschehen. Dies geschieht am besten dadurch, dass man ängstigende Situationen nicht meidet, sondern sich ihnen in der Realität direkt stellt und sie so lange aushält, bis die Angst von allein zurückgeht.

Allerdings erscheinen vielen Angstpatient*innen ihre Ängste zu stark, als dass sie sich ihnen direkt stellen könnten. In diesen Fällen bietet sich ein mentales Training an, wobei die Konfrontation mit der ängstigenden Situation zunächst in der Vorstellung geübt wird. Außerdem können neue Verhaltensweisen ausprobiert und eingeübt werden, was als Probehandeln bezeichnet wird.

Die meisten Angstpatient*innen können sich auf dieses Verfahren einlassen, da die Konfrontation in der Vorstellung in aller Regel als nicht so stark angstauslösend angesehen wird wie die reale Konfrontation. Ein weiterer Vorteil des mentalen Trainings besteht darin, dass die Situationen und Verhaltensweisen beliebig verändert und wiederholt werden können. Es lässt sich eine Art Angstbewältigungsfilm nach eigenem Belieben in der Vorstellung herstellen und verändern.[28]

Es können unterschiedliche Positionen in dem Angstbewältigungsfilm eingenommen werden. In der »Teilnehmer*innen-Position« ist man sozusagen der Hauptdarsteller oder die Hauptdarstellerin und erlebt sich als handelnde Person. Dies führt zu einem intensiven Erleben der Angst. Man kann aber auch eine »Beobachter*innen-Position« einnehmen und das Geschehen wie einen Videofilm aus einer sicheren Distanz betrachten, wobei man sich in der Rolle der beobachtenden Person und nicht des Akteurs erlebt. Die Beobachter*innen-Position erzeugt in aller Regel weniger intensive Gefühle und Körperreaktionen als die Teilnehmer*innen-Position.

Es ist möglich, zwischen den Positionen »hin- und herzuschalten«. Falls die Teilnehmer*innen-Position als zu bedrohlich erlebt wird, kann zunächst in der Beobachter*innen-Position begonnen werden. Mit zunehmender Vertrautheit und Gewöhnung ist es dann meist möglich, umzuschalten.

Das mentale Training mit dem Angstbewältigungsfilm kann beliebig oft wiederholt werden. Dabei treten in aller Regel eine zunehmende Gewöhnung (Habituation) und ein Abklingen der Angstintensität in immer kürzerer Zeit auf. Die Konfrontation und das Probehandeln in sensu (also in der Vorstellung) erleichtern die Exposition in vivo (also in der Realität) in beträchtlicher Weise. Wer in möglichst lebhaften Vorstellungsbildern bereits viele Male seine Ängste erfolgreich bewältigt und neues Verhalten eingeübt hat, dessen Mut zur Exposition in der Realität wächst entsprechend mit. Zur vollständigen Bewältigung der Angst sollte natürlich die Umsetzung in die Realität erfolgen. Dies sollte so lange und so oft geschehen, bis ein deutliches Abklingen der Angst zu spüren ist.

Mentales Training bei Panikattacken

Im Unterschied zu anderen Angststörungen geht es bei Panikattacken in aller Regel nicht um Angst vor bestimmten Situationen oder Personen. Vielmehr tritt der Angstanfall häufig plötzlich und unerwartet auf.

Eine Möglichkeit, einen Angstbewältigungsfilm zu erstellen, besteht darin, eine bereits erlebte Panikattacke nochmals durchzuspielen. Die Situation soll möglichst genau rekapituliert werden, wobei die real erlebten Gefühle und Körperreaktionen noch einmal in der Vorstellung ablaufen können. Gleichzeitig kann auf neu gewonnene Informationen und konstruktive Bewältigungsmöglichkeiten zurückgegriffen werden. Dabei ist es hilfreich, sich immer wieder bewusst zu machen, dass der Angstanfall zwar eine äußerst unangenehme Erfahrung ist, aber eben keine gesundheitliche Gefahr darstellt. Diese Überzeugung wird durch die Anti-Angst-Formel unterstützt: »Ich bin gesund genug, es auszuhalten!«

Außerdem wird eine Technik eingeübt, die dazu dient, die überzogene und angstvolle Selbstbeobachtung zu unterbrechen. Diese Übung besteht darin, die Aufmerksamkeit bewusst in die Achtsamkeit und nach außen zu lenken. Hilfreich ist es, alles, was zu sehen ist, in Worte zu fassen.

Beispiel: »Ich sehe vor dem Fenster einige Büsche, die etwa zwei Meter hoch sind. Ich glaube, es sind Fliederbüsche. Es sind Knospen zu erkennen und die Blätter beginnen zu wachsen, sodass viele Äste mit leichtem Grün bedeckt sind. Allerdings sehen einige Äste auch noch ganz kahl aus. Hinter den Büschen ist ein Haus zu sehen, das hellgrau angestrichen ist. Ein altes Haus, wohl an die 100 Jahre alt. Es hat einige Erker und Balkone …«

Eine weitere Möglichkeit besteht darin, sich auf das Signalwort »loslassen« zu konzentrieren, um sich zu lockern. Außerdem kann die Vorstellung eines Ruhebildes zur Entspannung beitragen.

Die Konfrontationsübung in sensu (in der Vorstellung) erfolgt am Ende der Progressiven Relaxation in der dann erreichten vertieften Entspannung. Der Ruhezustand fördert die Vorstellungsfähigkeit, sodass die Situation, in der die Panikattacke aufgetreten ist, sowie Gefühle, Gedanken

Anleitungstext für Konfrontationsübungen bei Panikattacken

Der folgende Anleitungstext kann als Beispiel für einen Angstbewältigungsfilm bei Panikattacken dienen. Er kann auf das Smartphone oder einen anderen Tonträger gesprochen werden. Machen Sie am besten nach jedem Satz eine deutliche Pause, damit Sie beim Üben Zeit zur Umsetzung der Anweisungen haben. Beim Anhören des Textes ist dann eine Exposition in der Vorstellung (in sensu) möglich.

Stellen Sie sich die Situation, in der Sie Ihren letzten Panikanfall erlitten haben, möglichst plastisch und in allen Details vor. Gehen Sie in der Zeit so weit zurück, dass Sie den Film vor Beginn der Panikattacke beginnen lassen können. Versuchen Sie sich in diese Situation möglichst intensiv hineinzuversetzen. Wo sind Sie genau? Was tun Sie gerade? Wie fühlen Sie sich? Welche körperlichen Empfindungen spüren Sie? Gibt es Gedanken ... Gefühle ... Körperempfindungen ..., die Vorboten des Angstanfalles sind? Wie geht es weiter? Was haben Sie getan? Stellen Sie sich vor, wie sich die Situation weiter entwickelt. Wie fühlen Sie sich? Welche Körperempfindungen nehmen Sie wahr? Was geht Ihnen durch den Kopf? Wie verhalten Sie sich?
Lassen Sie es zu, dass alles, was zu der Situation und zu Ihrem Befinden gehört, deutlicher und deutlicher wird. Erleben Sie die Angst und alle Begleitumstände deutlicher ... und deutlicher ...
und beginnen Sie, die Situation dadurch zu ändern, dass Sie sich auf Ihren Antiangstgedanken besinnen, also vielleicht »Ich bin gesund genug, es auszuhalten«. Konzentrieren Sie sich möglichst intensiv auf Ihre Antiangstformel. Gehen Sie noch einmal durch, was Sie über Angststörungen gelernt haben.
Beobachten Sie, was geschieht ... wie sich Ihre Körperreaktionen verändern ... wie sich Ihre Gefühle verändern.
Sie können auch die Aufmerksamkeit nach außen lenken und eine übersteigerte Selbstbeobachtung verändern. Stellen Sie sich vor, dass Sie sich in der Umgebung, in der Sie gerade sind, ganz genau umsehen und sich innerlich sagen, was Sie sehen. Ich sehe jetzt ... Dabei fällt mir

auf ... Schauen Sie genau hin. Sprechen Sie innerlich alles aus, was Sie sehen. Sie werden feststellen, dass Sie dadurch immer genauer beobachten und mit Ihrer Aufmerksamkeit mehr und mehr bei all dem sind, das Sie umgibt ...
Konzentrieren Sie sich jetzt auf das Signalwort »loslassen« am besten bei jedem Ausatmen. Loslassen ... Beobachten Sie, was sich verändert. Nimmt Ihre Ruhe zu? Werden Sie gelassener? Fühlen Sie sich gelöster? Entspannter? Erlauben Sie sich, in eine angenehme vertiefte Ruhe einzutauchen und die Entspannung zu genießen.
Vielleicht entsteht vor dem inneren Auge jetzt auch eine Ruhevorstellung ... ein innerer Ort der Ruhe und der Kraft. Was bedeutet für Sie Ruhe und Wohlbefinden? Wo erleben Sie Ruhe oder haben Sie Ruhe erlebt? Vielleicht entsteht in Ihnen ein Bild oder eine Vorstellung oder eine Erinnerung. Es kann ein Bild oder eine Situation aus der Natur sein ... es kann mit Menschen zusammenhängen ... es kann dem Augenblick entstammen oder auch länger zurückliegen. Vielleicht wird Ihre Ruhevorstellung auch deutlicher und deutlicher. Lassen Sie zu, dass die Vorstellung und die damit verbundene Ruhe und das Wohlbefinden deutlicher und plastischer werden. Empfinden und genießen Sie die vertiefte Ruhe.

und Empfindungen möglichst plastisch erlebt werden können.

Nachdem der Angstanfall in möglichst vielen Facetten wieder erlebt worden ist, wird zur aktiven Angstbewältigung übergegangen.

Die Übung zur bewussten Wahrnehmung der Umgebung führt zu einem Abbau der übermäßigen Selbstaufmerksamkeit. Dies wirkt angstlindernd, da der Kreislauf zwischen ängstlicher Selbstbeobachtung und durch innere Unruhe verstärkte vegetative Reaktionen (Pulsbeschleunigung, Schwitzen usw.) unterbrochen wird.

Durch die Konzentration auf das Signalwort »loslassen« kann eine vertiefte Entspannung und damit ein Abbau der Angst erreicht werden. Die Entspannung wird am Ende der Konfrontationsübung durch eine Ruhevorstellung (Ort der Ruhe und der Kraft) weiter vertieft.

Der Ablauf der Konfrontationsübung kann folgendermaßen zusammengefasst werden:

- Bewusstmachen der Situation kurz vor Beginn des Angstanfalls
- Vorstellen der Angstattacke
- Anti-Angst-Formel
- Wahrnehmungsübung
- Entspannung mithilfe des Signalwortes
- Vertiefung der Entspannung durch ein persönliches Ruhebild

Mentales Training bei Angststörungen

Bei Agoraphobie, sozialer Angst, Trennungsangststörung und spezifischen Ängsten geht es um bestimmte Angst auslösende Situationen, wobei die Tendenz besteht, diese zu vermeiden. Die generalisierte Angst betrifft dagegen eine Vielzahl von beängstigenden Situationen und Vorstellungen. Dabei wird aber auch versucht, durch Vermeidungsverhalten die Angst zu reduzieren. Da Vermeidungsverhalten die Gewöhnung an Angst (Habituation) und damit den Abbau der Angst verhindert, ist bei allen genannten Angststörungen die Konfrontation mit den angstauslösenden Situationen notwendig.

Die beste Möglichkeit besteht in einer Exposition in vivo, das heißt, die ängstigenden Situationen sollten direkt aufgesucht und bis zum Abklingen der Angst ausgehalten werden. Viele Angstpatient*innen fühlen sich hiervon jedoch zunächst wegen ihrer starken Ängste überfordert. Aus diesem Grund kann als Vorbereitung zunächst ein mentales Training als Vorbereitung erfolgen. Dies erleichtert den Übergang zur Konfrontation in der Realität, da bereits eine Gewöhnung an die Angstreize und ein Probehandeln zur Angstbewältigung erfolgt. Der vorgestellte Anleitungstext für eine Konfrontation in sensu – also in der Vorstellung – bietet bei Agoraphobie, sozialer Phobie, Trennungsangst, spezifischer Phobie und generalisierter Angststörung die Möglich-

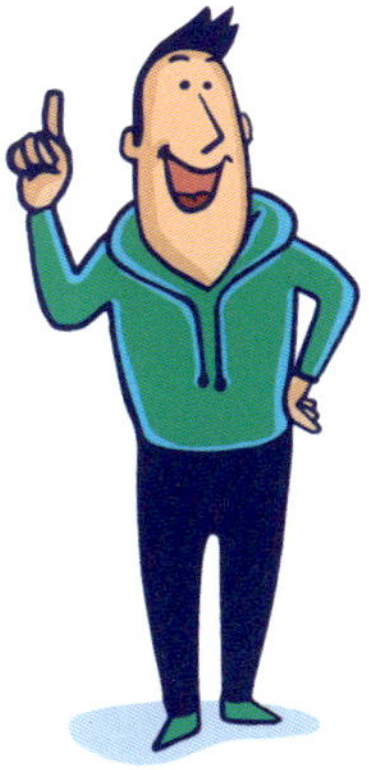

keit zur Konfrontation und zur aktiven Angstbewältigung.

Grundsätzlich können Sie mit jeder beliebigen, also sowohl der am wenigsten angstbesetzten oder auch mit der am stärksten angstbesetzten Situation beginnen. Prüfen Sie, wie viel Sie sich am Anfang zutrauen möchten. Wenn Sie mit einer stärker ängstigenden Situation oder vielleicht sogar mit der am meisten gefürchteten Situation beginnen, kann das mentale Training zu schnelleren Erfolgen führen.

Falls das nicht möglich erscheint, kann mit leichteren Übungen begonnen werden. Die erfolgreiche Bewältigung der leichteren Übung macht Mut, sich dann der nächstschwierigeren zu stellen. Am besten suchen Sie sich eine Übung heraus, die Ihnen relativ schwierig, aber dennoch mithilfe der mentalen Übung bewältigbar erscheint. Der Anleitungstext für die Konfrontationsübung ist bewusst allgemein gehalten, damit Sie mit beliebigen Situationen arbeiten können. Folgen Sie den Anleitungen des Textes für die Konfrontationsübung und stellen Sie sich dabei die von Ihnen ausgewählte Situation möglichst plastisch und konkret vor. Sie werden dann durch die Übung geführt, die die folgenden Schritte umfasst:

- Vorstellung der Angst auslösenden Situation
- Wahrnehmung der auftretenden Gedanken, Gefühle, Körperempfindungen, des Verhaltens
- Konzentration auf Anti-Angst-Gedanken
- Entspannung mithilfe des Signalwortes
- Ruhevorstellung

Generalisierte Angststörung (GAS)

Bei der generalisierten Angststörung geht es um unrealistische, langanhaltende oder sogar permanente Sorgen und Ängste, die sich auf vielfältige Aspekte des Lebens beziehen.

Von den vielen ängstigenden Situationen können etwa fünf ausgewählt werden, die mit besonders starken Ängsten verbunden sind. Diese werden im Arbeitsbogen im Anhang (Seite 136) festgehalten.

Zentral ist der Abbau des bei GAS-Patient*innen meist festzustellenden Vermeidungs- und Rückversicherungsverhaltens. Mit diesem wird mehr oder weniger bewusst versucht, der Angst bestmöglich auszuweichen. Dies kann sich in ständigen Rückfragen und Rückversicherungen, in häufigen Anrufen bei nahestehenden Personen, auf der Arbeit oder zu Hause, und in der Vermeidung von ängstigenden Aufgaben äußern. Sowohl die Angst auslösenden Situationen als auch das Rückversicherungs- und Vermeidungsverhalten können in das mentale Konfrontationstraining einbezogen werden. Auch hier ist es günstig, wenn Sie zu Beginn eine für Sie relativ stark ängstigende Situation auswählen, von der Sie annehmen, dass Sie diese im mentalen Konfrontationstraining bewältigen können. Nutzen Sie dazu den Arbeitsbogen (Seite 136) so oft, bis Sie nur noch wenig oder keine Angst mehr spüren. Dann suchen Sie die Konfrontation in der Realität.

Wenn auch diese Aufgabe erfolgreich bewältigt worden ist, können Sie zur nächsten Angst auslösenden Situation übergehen und auf diese Weise Ihre Liste nach und nach abarbeiten. Denken Sie daran, sich für jeden Erfolg zu loben und sich vielleicht auch selbst zu belohnen (z. B. Kinobesuch, Essen gehen usw.). Durch die Belohnung Ihrer Erfolge fördern Sie den Lernprozess und kommen besser voran.

Anleitungstext für Konfrontationsübungen bei Angststörungen

Zunächst sollte mithilfe der Progressiven Relaxation ein möglichst guter Entspannungszustand erreicht werden. Am Ende der Übung, vor der Zurücknahme, folgt dann die Konfrontationsübung in sensu (in der Vorstellung).
Worum geht es bei der angstauslösenden Situation? Haben Sie Angst, etwas zu unternehmen? Geht es um eine oder mehrere Personen? Geht es um bestimmte Situationen, Objekte oder Tiere, die Ihnen Angst machen? Oder geht es darum, dass Sie Angst haben, auf Rückversicherungsverhalten zu verzichten? Stellen Sie sich Ihr Angstthema möglichst plastisch vor …
Was ist zu tun, damit Sie sich der Situation stellen und nicht vermeiden, nicht ausweichen?

Stellen Sie sich vor, Sie gehen direkt darauf zu.
Verhalten Sie sich so, als hätten Sie keine Angst.
Bleiben Sie dabei.
Gehen Sie darauf zu.
Nehmen Sie alles genau wahr.
Sehen Sie genau hin: Was ist zu sehen?
Gehören auch Geräusche dazu?
Gehören auch bestimmte Düfte, Gerüche dazu?
Gehen Sie weiter und weiter.
Stellen Sie sich der Situation.
Achten Sie auf Ihre Gefühle; was fühlen Sie?
Welche Gedanken gehen Ihnen durch den Kopf?
Welche Körperempfindungen nehmen Sie wahr?
Konzentrieren Sie sich nun auf Ihre Anti-Angst-Formel.
Wiederholen Sie Ihre Anti-Angst-Formel einige Male. Machen Sie sich Ihre Anti-Angst-Formel ganz bewusst.
Beobachten Sie, was geschieht.
Verändert sich Ihre Angst.? Klingt sie ab? Oder ist sie bereits abgeklungen?
Konzentrieren Sie sich nun auf das Signalwort »loslassen«.
Loslassen ... lassen Sie ganz los.
Erlauben Sie sich, mehr und mehr loszulassen und in eine vertiefte Ruhe einzutauchen ...
Vielleicht entsteht vor dem inneren Auge eine Ruhevorstellung.
Was bedeutet für Sie Ruhe und Wohlbefinden.? Wo erleben Sie Ruhe oder haben Sie Ruhe erlebt? Vielleicht entsteht in Ihnen ein Bild oder eine Vorstellung oder eine Erinnerung. Es kann ein Bild oder eine Situation aus der Natur sein. Es kann mit Menschen zusammenhängen. Es kann dem Augenblick entstammen oder auch länger zurückliegen.
Vielleicht wird die Ruhevorstellung auch deutlicher und deutlicher. Alles, was zu sehen ist, alle Formen, alle Farben ... Gibt es Geräusche, die mit dieser Situation verbunden sind? Gehören vielleicht auch bestimmte Gerüche zu dieser Situation? Gibt es bestimmte Körperempfindungen wie beispielsweise das Spüren eines angenehmen kühlen Lufthauches auf der Stirn oder im Gesicht?
Vielleicht werden die Vorstellung und die damit verbundene Ruhe und das Wohlbefinden immer deutlicher und deutlicher. Spüren Sie die angenehme und wohltuende Entspannung.

Expositionstraining: Wo die Angst ist, ist der Weg

Wie Sie aus leidvoller Erfahrung wissen, bessert sich eine Angststörung nur selten von allein.

Falls Sie mithilfe der Progressiven Relaxation und dem mentalen Konfrontationstraining bereits erfolgreich waren, sollten Sie jetzt weitergehen! Es geht darum, die gewonnenen Erfahrungen in die Realität umzusetzen und damit den Sieg über unrealistische Ängste zu erringen. Im Kapitel über Expositionstraining finden sich Hinweise für die praktische Umsetzung (Seite 60).

Die Erfahrungen mit dem Entspannungstraining führen zu einer gelasseneren Grundhaltung, die dazu ermutigt, sich den bisher vermiedenen Situationen auch real zu stellen. Das mentale Training ist eine Art Probehandeln, sodass bereits eine Vorbereitung auf die Konfrontation erfolgt ist. Für das Gehirn ist es kein großer Unterschied, ob wir uns etwas nur vorstellen oder es real erleben. Ähnliche neuronale Verschaltungen werden aktiv. Deshalb wird die Konfrontation mit ängstigenden Situationen durch die Progressive Relaxation und durch das mentale Training deutlich erleichtert.

Erfassung angstauslösender Situationen und der jeweiligen Angststärke

Angstauslösende Situationen:	*Angststärke zwischen 0 und 10:*
Zum Beispiel ... Alleine in ein Kaufhaus gehen	9

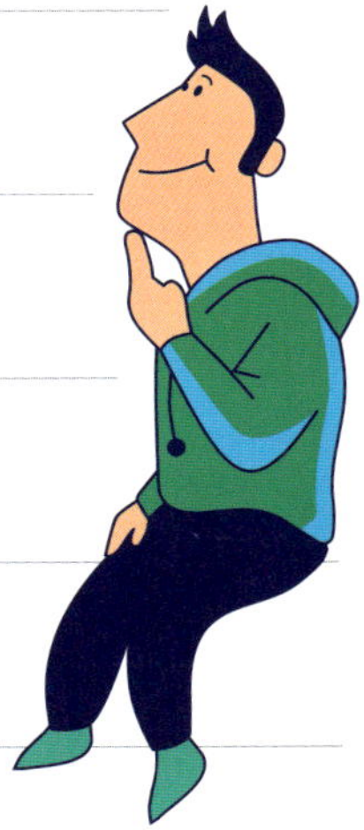

Arbeitsblatt zur Vor- und Nachbereitung der Expositionsübung

Vor der Expositionsübung

Was ist das Ziel: ______________________________

____

Schlimmste Befürchtung: ______________________________

____

Für wie wahrscheinlich halte ich das (in %)? ______________

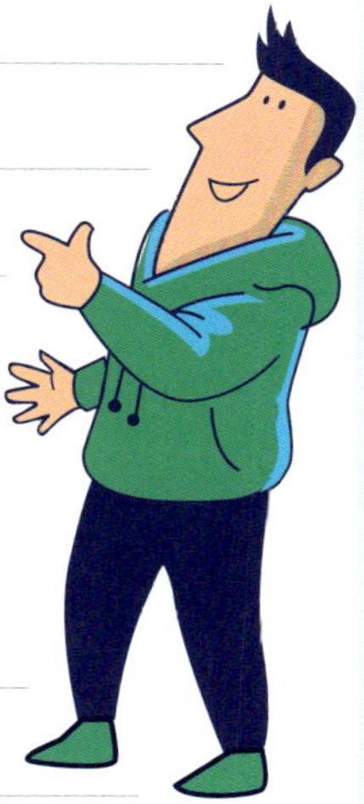

Nach der Expositionsübung

Hat sich die Befürchtung bewahrheitet? ______________

____

Woran habe ich es bemerkt? ______________________________

____

Was habe ich gelernt? ______________________________

____

Protokollbogen für Expositionsübungen und Verhaltensexperimente

Datum/ Uhrzeit	Übungs-situation	Übung bis zum Ende durchge-führt?	Angst-stärke zu Beginn (0–10)	Körperliche Symptome	Gedanken	Dauer bis zum Abklingen der Angst/Angststärke am Ende

Protokollbogen zur Erfassung und Veränderung von Angstgedanken

Datum/ Uhrzeit	Situations-beschreibung	Gefühl(e)	Automatisierte Gedanken	Realistische Gedanken	Ergebnis

Service

Stichwortverzeichnis

Quellenangaben

1 LeDoux, 2015

2 Hamm, 2012

3 Öst, 2009

4 Bandelow et al, 2014

5 Stiftung Warentest, 2021

6 Erhardt, Meier, Deckert, 2020

7 Domschke, 2014

8 Rupprecht, 2012

9 Wolpe, 1977

10 Öst, 2009

11 Öst & Breitholtz, 2000

12 Öst, 1988

13 Pittig et al, 2015

14 Pittig et al, 2015

15 Diemer, 2021

16 Bernhardt, 2017.

17 Ohm, 2022

18 Kabat-Zinn, 2013.

19 Hölzel et al, 2013

20 Miller & Kabat-Zinn, 1995

21 Simon et al, 2020

22 Eifert & Gloster, 2016; Hayes, Strosahl, Wilson, 2014; Wengenroth, 2008

23 Katz, 2020.

24 Jacobson, 1929

25 Jacobson, 1934

26 Jacobson, 1990

27 Ohm, 2017a, 2017b

28 Ohm, 2003

Literatur

Bandelow, B., Aden, I., Alpers, G. et al. (2014). Deutsche S3-Leitlinie Behandlung von Angststörungen. https://www.awmf.org/leitlinien/detail/ll/051-028.html

Bernhardt, K. (2017). Panikattacken und andere Angststörungen loswerden. München: Ariston Verlag Penguin Random House.

Eifert, G. H. & Gloster, A. T. (2016). ACT bei Angststörungen. Ein praktisch bewährtes Trainingsmanual. Göttingen: Hogrefe.

Erhardt, A., Meier, S., Deckert, J. (2020). Molekulare Medizin: Genetik und Epigenetik von Angsterkrankungen. BIOspektrum 26, 252–254.

Diemer, J. (2021). VR-Expositionstherapie – Aktuelle Entwicklungen im Kontext von E-Mental-Health. Verhaltenstherapie & Psychosoziale Praxis 4/2021, 831–844.

Domschke, K. (2014). Praktische Bedeutung der Genetik bei Angststörungen. Journal für Neurologie, Neurochirurgie und Psychiatrie 15 (2), 90–95

Hamm, A. O. (2012). Mechanismen der Veränderung von Angst- und Furchtnetzwerken. In: Rupprecht, R. & Kellner, M. (Hrsg.) Angststörungen. Klinik, Forschung, Therapie. Stuttgart: Kohlhammer

Hayes, S. C., Strosahl, K. D.& Wilson, K. G. (2014). Akzeptanz- und Commitment-Therapie: Achtsamkeitsbasierte Veränderungen in Theorie und Praxis (2. Aufl.). Paderborn: Junfermann.

Hölzel, B., Hoge, E. A., Greve, D. W. et al. (2013). Neural mechanisms of symptom improvements in generalized anxiety disorder following mindfulness training. Neuroimage: Clinical 2, 448–458.

Jacobson, E. (1929). Progressive Relaxation. A Physiological and Clinical Investigation of Muscular States and their Significance in Psychology and Medical Practice. Illinois: The University of Chicago Press, Chicago, Google Scholar.

Jacobson E. (1934). You Must Relax. A practical method of reducing the strains of modern living. New York, London: Whittlesey House, McGraw-Hill Book Company Inc., Google Scholar.

Jacobson, E. (1990). Entspannung als Therapie. Progressive Relaxation in Theorie und Praxis. München: Pfeiffer.

Kabat-Zinn, J. (2013). Gesund durch Meditation: Das große Buch der Selbstheilung mit MBSR. München: Knaur.

Katz, D. (2020). Angst kocht auch nur mit Wasser. Wie wir durch Denken in Bildern negative Verhaltensmuster durchbrechen können. München: mgv Verlag.

LeDoux, J. E.: Anxious (2015). Using the Brain to Understand and Treat Fear and Anxiety. New York: Viking.

Miller, J., Fletcher, K. & Kabat-Zinn, J. (1995). Three-year follow-up and clinical implications of a mindfulness meditation-based stress reduction intervention in the treatment of anxiety disorders. General Hospital Psychiatry (17) 3, 192–200.

Öst, L.-G. (1988). Applied relaxation vs progressive relaxation in the treatment of panic disorder. Behaviour research and therapy (26) 1, 13–22.

Öst, L.-G. & Breitholtz, B. (2000). Applied relaxation vs. cognitive therapy in the treatment of generalized anxiety disorder. Behaviour Research and Therapy 38, 777–790.

Öst, L.-G. (2009). Spezifische Phobien. In: Jürgen Margraf (Hrsg.): *Lehrbuch der Verhaltenstherapie. Band 2.* 3. Aufl., S. 37–38.

Ohm, D. (2003). Endlich frei von Angst und Panik – mit Progressiver Relaxation. Wie Sie belastende Situationen und Gedanken hinter sich lassen. Stuttgart: TRIAS Verlag.

Ohm, D. (2017 a). Stressfrei durch Progressive Relaxation. Mehr Gelassenheit durch Tiefmuskelentspannung nach Jacobson (Buch und Übungs-CD). Stuttgart: TRIAS Verlag.

Ohm, D. (2017 b). Entspannung für Kinder. Ausgeglichen und konzentriert mit Yoga, PR, AT & Traumreisen. Stuttgart: TRIAS Verlag.

Ohm, D. (2022). Der kleine Anti-Stress-Coach. Die besten Übungen für Entspannung, Achtsamkeit und Stressbewältigung. Stuttgart: TRIAS Verlag.

Pittig, A., Stevens, S., Vervliet, B., Treanor, M. et al. (2015). Optimierung expositionsbasierter Therapie. Ein Ansatz des inhibitorischen Lernens. Psychotherapeut 60(5), 401–418, Elektronische ISSN: 1432–2080.

Rupprecht, R. & Kellner, M. (Hrsg.) (2012). Angststörungen. Klinik, Forschung, Therapie. Stuttgart: Kohlhammer

Simon, N. M., Hofmann, S. G., Rosenfield, D. et al. (2021). Efficacy of Yoga vs Cognitive Behavioral Therapy vs Stress Education for the Treatment of Generalized Anxiety Disorder. A Randomized Clinical Trial. JAMA Psychiatry. 2021;78(1):13–20. doi:10.1001/jamapsychiatry.2020.2496.

Stiftung Warentest (2021). Medikamente im Test. Angst- und Zwangsstörungen. Berlin.

Wengenroth, M. (2008). Das Leben annehmen. So hilft die Akzeptanz- und Commitment-therapie (ACT). Bern: Huber.

Wolpe, J. (1977). Praxis der Verhaltenstherapie. 2. Nachdruck, Bern: Huber

Empfehlungen von Dr. Dietmar Ohm

Auf der Internetseite des Bundesinstituts für Arzneimittel und Medizinprodukte (BfArM) sind die zugelassenen Digitalen Gesundheitsanwendungen für Angststörungen verzeichnet: https://diga.bfarm.de

Auf Psychenet finden Sie einen Kurztest für Angststörungen: https://www.psychenet.de/de/selbsttests/angststoerungen.html

Auf der Seite der Deutschen Gesellschaft für Entspannungsverfahren können Sie sich zum Thema Entspannung informieren: https://www.dg-e.de/index.php?id=19

Die Stiftung Gesundheitswissen informiert unter anderem auch zu Angststörungen: https://www.stiftung-gesundheitswissen.de/suchen?suche=angststoerungen

Bibliografische Information der Deutschen Nationalbibliothek
Die Deutsche Nationalbibliothek verzeichnet diese Publikation in der Deutschen Nationalbibliografie; detaillierte bibliografische Daten sind im Internet über http://dnb.d-nb.de abrufbar.

Programmplanung: Celestina Filbrandt
Projektmanagement: Manuela Hunfeld
Redaktion: Julia Jochim
Bildredaktion: Christoph Frick
Covergestaltung: © Thieme
Layout: CYCLUS · Visuelle Kommunikation, Stuttgart

Bildnachweis:
Umschlagmotiv und Bild S. 3: © S. Schneider/Thieme (Foto); © Susi Schaaf, Bellheim (Zeichnung)
Autorenfoto: © privat
Abbildungen S. 8/9 und 52/53 : © S. Schneider/Thieme (Foto); © Susi Schaaf, Bellheim (Zeichnung)
Übungsfotos: © H. Münch/Thieme
Zeichnungen: © Susi Schaaf, Bellheim

1. Auflage 2023

TRIAS Verlag in Georg Thieme Verlag KG
Rüdigerstraße 14, 70469 Stuttgart, Germany
www.thieme.de

Printed in Germany

Satz: Reemers Publishing Services GmbH, Krefeld
gesetzt in Adobe Indesign CC 2020
Druck: AZ Druck und Datentechnik GmbH, Kempten

Gedruckt auf chlorfrei gebleichtem Papier

ISBN 978-3-432-11506-1
Auch erhältlich als E-Book:
eISBN (ePub) 978-3-432-11507-8

1 2 3 4 5 6

Kleiner Coach – **große Wirkung**

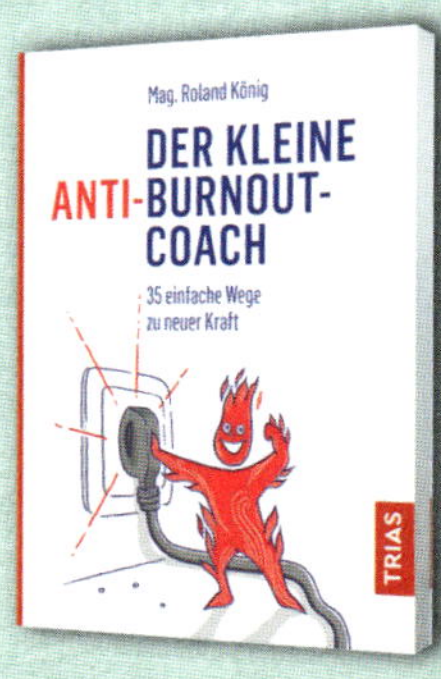

Roland König
Der kleine Anti-Burnout-Coach

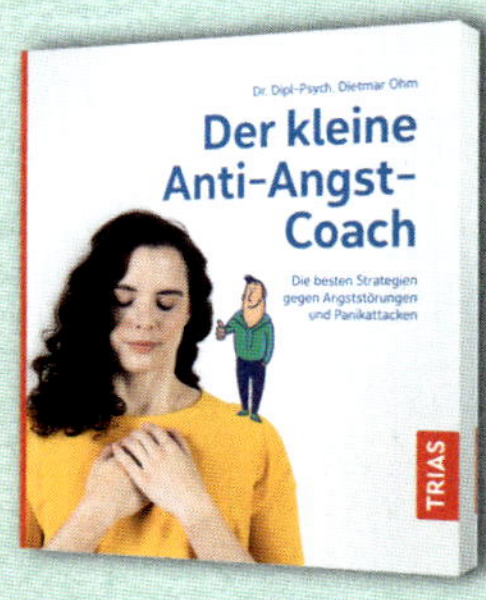

Dr. Dietmar Ohm
Der kleine Anti-Angst-Coach

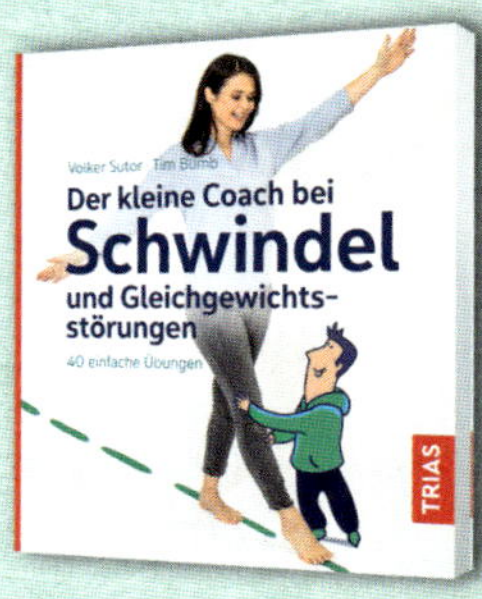

Volker Sutor
Der kleine Coach bei Schwindel und Gleichgewichtsstörungen

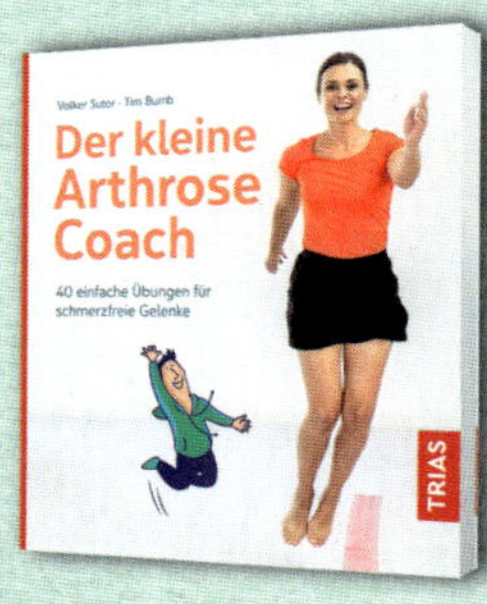

Volker Sutor
Der kleine Arthrose-Coach

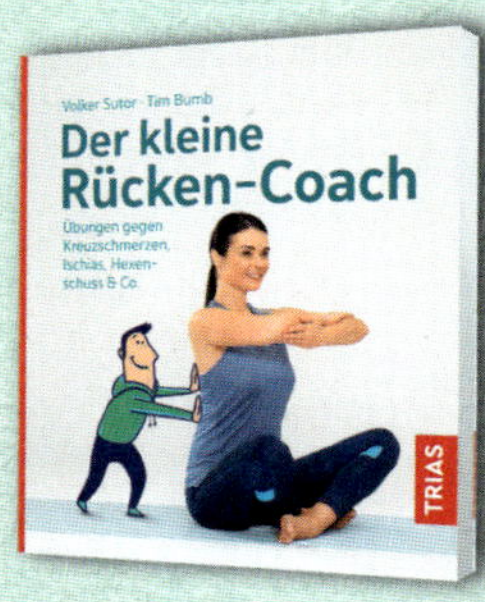

Volker Sutor
Der kleine Rücken-Coach

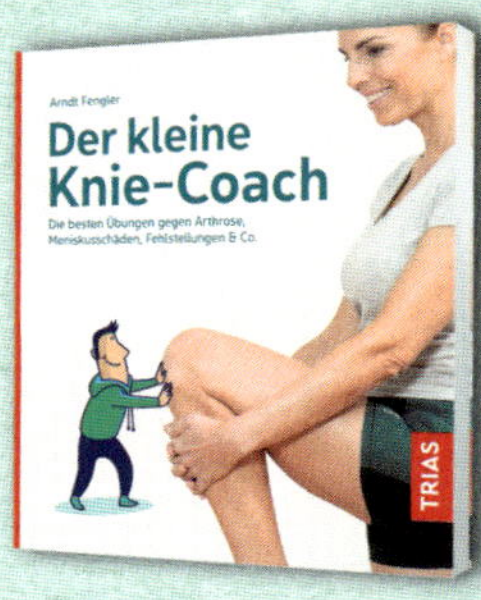

Arndt Fengler
Der kleine Knie-Coach

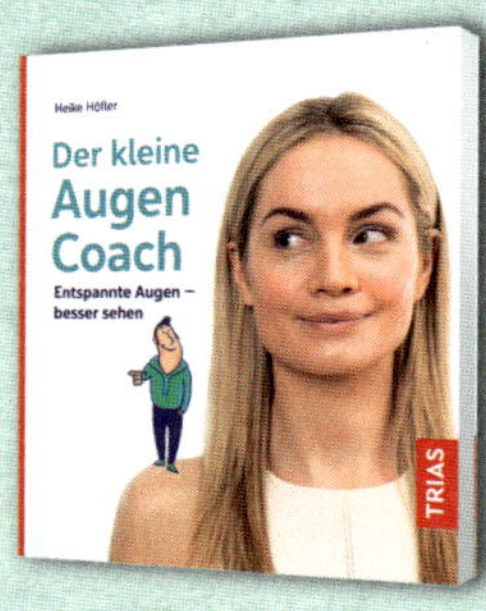

Heike Höfler
Der kleine Augen-Coach

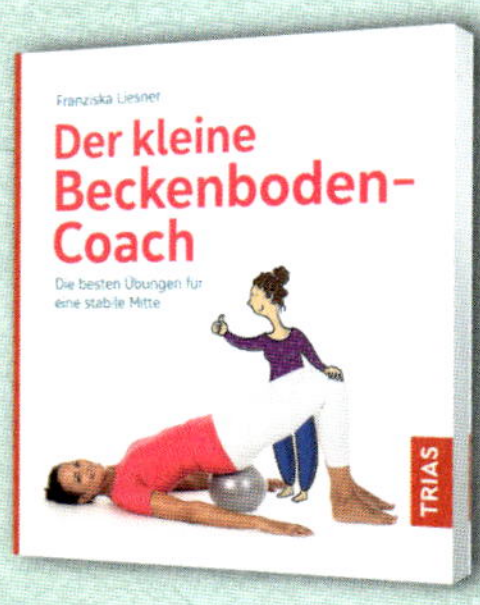

Franziska Liesner
Der kleine Beckenboden-Coach

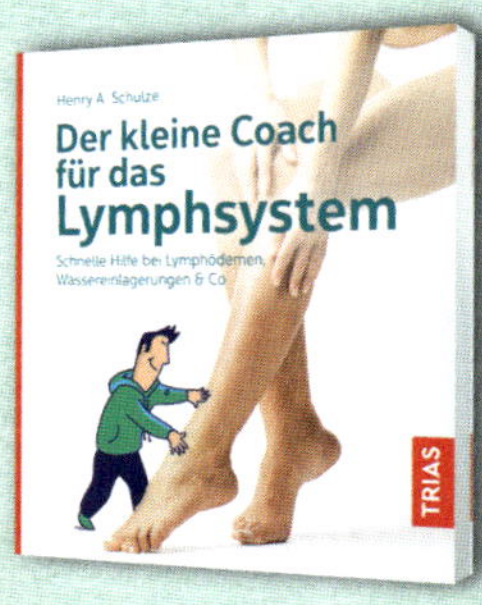

Henry Schulze
Der kleine Coach für das Lymphsystem

Auch erhältlich als E-Book!

Mehr Bücher finden Sie hier:
www.trias-verlag.de

TRIAS